El Tratamiento N

Gabriela Elena Parallada Beñarán

El Tratamiento Nutricional de la Fenilcetonuria hace la diferencia

Detección precoz y tratamiento nutricional

Editorial Académica Española

Impresión
Informacion bibliografica publicada por Deutsche Nationalbibliothek: La Deutsche Nationalbibliothek enumera esa publicacion en Deutsche Nationalbibliografie; datos bibliograficos detallados estan disponibles en Internet en http://dnb.d-nb.de.
Los demás nombres de marcas y nombres de productos mencionados en este libro están sujetos a la marca registrada o la protección de patentes y son marcas comerciales o marcas comerciales registradas de sus respectivos propietarios. El uso de nombres de marcas, nombres de productos, nombres comunes, nombres comerciales, descripciones de productos, etc incluso sin una marca particular en estos publicaciones, de ninguna manera debe interpretarse en el sentido de que estos nombres pueden ser considerados ilimitados en materia de marcas y legislación de protección de marcas, y por lo tanto ser utilizados por cualquier persona.

Imagen de portada: www.ingimage.com

Editor: Editorial Académica Española es una marca de
LAP LAMBERT Academic Publishing GmbH & Co. KG
Dudweiler Landstr. 99, 66123 Saarbrücken, Alemania
Teléfono +49 681 3720-310, Fax +49 681 3720-3109
Correo Electronico: info@eae-publishing.com

Publicado en Alemania
Schaltungsdienst Lange o.H.G., Berlin, Books on Demand GmbH, Norderstedt, Reha GmbH, Saarbrücken, Amazon Distribution GmbH, Leipzig
ISBN: 978-3-8454-8574-4

Imprint (only for USA, GB)
Bibliographic information published by the Deutsche Nationalbibliothek: The Deutsche Nationalbibliothek lists this publication in the Deutsche Nationalbibliografie; detailed bibliographic data are available in the Internet at http://dnb.d-nb.de.
Any brand names and product names mentioned in this book are subject to trademark, brand or patent protection and are trademarks or registered trademarks of their respective holders. The use of brand names, product names, common names, trade names, product descriptions etc. even without a particular marking in this works is in no way to be construed to mean that such names may be regarded as unrestricted in respect of trademark and brand protection legislation and could thus be used by anyone.

Cover image: www.ingimage.com

Publisher: Editorial Académica Española is an imprint of the publishing house
LAP LAMBERT Academic Publishing GmbH & Co. KG
Dudweiler Landstr. 99, 66123 Saarbrücken, Germany
Phone +49 681 3720-310, Fax +49 681 3720-3109
Email: info@eae-publishing.com

Printed in the U.S.A.
Printed in the U.K. by (see last page)
ISBN: 978-3-8454-8574-4

Copyright © 2011 by the author and LAP LAMBERT Academic Publishing GmbH & Co. KG and licensors
All rights reserved. Saarbrücken 2011

MAESTRÍA EN NUTRICIÓN
UNIVERSIDAD CATÓLICA
DÁMASO ANTONIO LARRAÑAGA

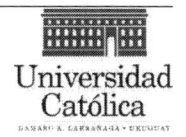

Universidad
Católica

DETECCIÓN DE FENILCETONURIA EN URUGUAY: EL TRATAMIENTO NUTRICIONAL HACE LA DIFERENCIA[1]

PESQUISAR: ¿PARA QUÉ?
PREVENIR: ¿QUÉ?

Autor: Dra. Gabriela Parallada M.Sc.
Tutor: Lic. Nutr. Cecilia Muxí M.Sc.
Fecha: 26 de noviembre de 2009

---

[1] Trabajo ganador del 2° Gran Premio de la Academia de Medicina del Uruguay

AGRADECIMIENTOS:

A mis padres que me enseñaron el valor del esfuerzo personal y la lucha por lo que uno quiere.

A mi esposo y mis hijos, que con paciencia y amor, me han apoyado en cada proyecto que encaro. Particularmente en el transcurso de la Maestría, para la cual he quitado muchas horas de familia.

Al Dr. Luis Nin, que siempre ha creído en mí y me ha brindado no solo su apoyo sino su amistad.

A la Nutr. Verónica Cornejo de Instituto de Nutrición y Tecnología de los Alimentos de Chile, quien con sus bastos conocimientos y su generosidad contagió en mí su pasión por el tema.

A mi tutora, que no solo fue excelente guía en la elaboración y corrección de la presente tesis, sino que su aporte y enseñanzas fueron mucho más allá de lo que su rol exigía.

A la Lic. Mª Isabel Bove, que en su rol de directora de la Maestría ha generado, en los estudiantes, entusiasmo, gusto por los temas propuestos y confianza en nosotros mismos, que fueron el motor para seguir adelante a pesar de las dificultades.

A todos los integrantes del Sistema Nacional de Pesquisa, en especial a las Dras. Graciela Queiruga quien trabajó incansablemente por y para la Pesquisa en nuestro país y Aída Lemes por sus generosas enseñanzas. A las autoridades que han colaborado desinteresadamente con la elaboración de mi trabajo.

"NO SE DIAGNOSTICA
LO QUE NO SE PIENSA
Y
NO SE PIENSA
LO QUE NO SE CONOCE"

Dr. Néstor Chamoles

(1938-2004)

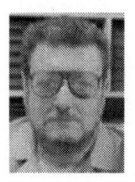

ÍNDICE

1-INTRODUCCIÓN 13

   1.1.   Errores Innatos del Metabolismo 15
   1.1.1.Fenilcetonuria... 19
        1.1.1.1- Clasificación 23
        1.1.1.2- Otras formas de PKU 25
   1.2- Desarrollo Neuropsicológico.. 26
   1.3- Fenilcetonuria y Mecanismo de Retardo Mental 28
   1.4-Consecuencias de los Trastornos Generalizados del Desarrollo........................ 28

2-ANTECEDENTES.. 31

   2.1-Sistema de Pesquisa Neonatal a Nivel Internacional 31
   2.2- Los Sistemas de Pesquisa Neonatal en la Región de América Latina: los casos de
Chile y Cuba 31
        2.2.1- Pesquisa Neonatal en Chile 31
        2.2.2. Pesquisa Neonatal en Cuba 33
   2.3- Historia de la Pesquisa Neonatal en Uruguay 33
   2.4- Descripción de Casos Conocidos previamente a la Implementación del Sistema
Nacional de Pesquisa Neonatal 36

3-MARCO TEÓRICO 40

   3.1- Pesquisa 40
   3.2- Bases Teóricas del Tratamiento... 41
   3.3- Protocolo 43
        3.3.1- Laboratorio 43
        3.3.2- Otros estudios 44
        3.3.3- Toma de muestra 44
        (Anexo 13.B) 44
        3.3.4- Tratamiento Nutricional 45
        3.3.5- Pauta de Seguimiento Clínico 57
   3.4- Aproximación a los conceptos de costo-efectividad y costo-beneficio en los
pacientes portadores de Fenilcetonuria 59
        3.4.3- Impacto a nivel familiar.. 61
        3.4.4- Impacto a nivel personal 62

4- HIPÓTESIS 64

5- OBJETIVO 64

6- MATERIAL Y MÉTODO 65

7- PROCEDIMIENTO 67

8- RESULTADOS 70

10- VALOR AGREGADO 87

11- GLOSARIO 89

12- BIBLIOGRAFÍA 90

13- ANEXOS 95

RESUMEN EJECUTIVO

El presente trabajo desarrolla los antecedentes y la importancia de la detección precoz de fenilcetonuria a través de un Sistema de Pesquisa Neonatal de manera de establecer un tratamiento oportuno y efectivo.

Se resumen las actividades desarrolladas con los pacientes que padecen esta enfermedad y se analizan las alternativas del tratamiento, teniendo en cuenta que el tratamiento nutricional marca la diferencia en la evolución de la misma.

En conocimiento, entonces, de que la fenilcetonuria es un error innato del metabolismo y que de no ser detectado y tratado en forma precoz ocasiona graves secuelas neurológicas, la más constante: retardo mental; que, tanto a nivel personal, familiar como de Salud Pública, implica altísimos costos económicos y sociales; en muchos países se realiza la pesquisa sistemática de éste y otros errores innatos del metabolismo luego del nacimiento.

Desde el año 1996 se realiza en Uruguay la pesquisa para la detección del Hipotiroidismo Congénito y a partir del año 2006 se constituyo un Sistema Nacional de Pesquisa Neonatal en el cual fueron incluidas la detección de Fenilcetonuria e Hiperplasia Suprarrenal Congénita. Asimismo se crea un Equipo Especializado en el Tratamiento y Seguimiento de los pacientes con estas enfermedades. .

Para la puesta en marcha del Sistema Nacional de Pesquisa, se convocó a los actores involucrados y se presentaron los objetivos generales del Proyecto de ampliación del Sistema Nacional de Pesquisa Neonatal, y conformándose equipos de trabajo de acuerdo a distintas áreas temáticas.
El desarrollo del sistema requirió un proceso de trabajo sistemático e independiente entre los distintos equipos, orientado a dar cumplimiento a las metas propuestas.

El Equipo de Normalización y Terapéutica se abocó a la confección del Protocolo de Tratamiento y Seguimiento, a la captación de los pacientes portadores de la patología ya conocidos y a la conformación del Equipo Multidisciplinario de Tratamiento y Seguimiento.

Basados en la relevancia del tratamiento nutricional en esta patología, las bases fundamentales del protocolo fueron:

- Comenzar con el tratamiento precozmente, idealmente antes del primer mes de vida

- Mantenerlo durante toda la vida realizando las modificaciones acordes a cada etapa

- Asegurar un buen control metabólico manteniendo los niveles de fenilalaninemia dentro de parámetros normales

- Mantener y estimular la lactancia materna siempre que sea posible

- Restringir el aporte de fenilalanina, asegurando el aporte de tirosina además de cubrir las necesidades calóricas y proteicas de manera de lograr un adecuado crecimiento del niño.

- Tener presente las posibles carencias específicas, fundamentalmente calcio, zinc y hierro, suplementándolos en casos necesarios.

- Extremar el control clínico y metabólico en situaciones que producen hipercatabolismo

- Trabajar en conjunto con los padres de manera de emponderarlos, lo que asegura una mejor adherencia a un tratamiento que es tan restrictivo.

Se revisaron las Historias Clínicas de los pacientes portadores de Fenilcetonuria, quienes fueron citados e ingresados para su tratamiento en el Programa.

Entre las preguntas más relevantes para contestarnos, consideramos:

- ¿Se ha contribuido significativamente a resolver el problema que dio origen al Programa?
- ¿Los receptores de las actividades que genera el Programa han resultado realmente beneficiados?
- ¿Los beneficios recibidos por los participantes son los que se había propuesto lograr el Programa, son otros no previstos?
- ¿Los beneficios están llegando a la población que se pretende atender?
- ¿Los usuarios del Programa están satisfechos con las actividades y resultados?
- ¿Los beneficiarios han experimentado un mejoramiento significativo en su condición-problema inicial, como consecuencia de su participación en el Programa?

A través de las reuniones y del desarrollo de grupos focales los participantes del Programa, especialmente los integrantes del equipo técnico han aprendido nuevas habilidades para el seguimiento y la evaluación de estos pacientes. Se han enfrentado al desafío de trabajar con los padres y familias de los pacientes para lograr la adherencia al tratamiento nutricional. Se trabajó, así, en el empoderamiento de los actores.

Para la confección del Protocolo y la evaluación del Programa se realizó una revisión bibliográfica en las bases de datos: scholar Google, Medline, Cochrane.

Se recibió el apoyo técnico especializado de la Doctora Erna Raimann y la Nutricionista Verónica Cornejo del INTA (Instituto de Nutrición y Tecnología de los Alimentos), encargadas de la Pesquisa de Errores Innatos del Metabolismo en Chile.

Se realizó la recolección de información cuantitativa, y también se priorizó la recolección de información cualitativa, que describe los procedimientos utilizados al realizar cada tipo de actividad.

Se desarrollaron grupos focales, entrevistas a informantes clave, observación participante, la observación directa entre otros. Las principales ventajas de las técnicas cualitativas son su flexibilidad, su rapidez en la recolección y procesamiento de la información y su capacidad para mejorar las conclusiones de una evaluación mediante el aporte de un conocimiento más preciso de las prioridades y las percepciones del usuario.

Durante el trabajo de campo se desarrollaron los instrumentos de recolección de información, se identificaron las fuentes y técnicas de recolección de datos y se concluyó la muestra de personas a encuestar.

Para la evaluación del nivel de satisfacción de los beneficiarios del Programa, se realizó entrevista personal mediante cuestionario, a los familiares de los niños incluidos en el programa.

Para la implementación del Programa se realizó un taller de alcance nacional, al que fueron invitados representantes de las maternidades de todas las instituciones de asistencia médica pública y privada.

El mismo estuvo facilitado por los técnicos integrantes del SNPN y se desarrolló en dos etapas: la primera en base a conferencias acerca del SNPN, de las patologías a pesquisar y de la metodología de recolección de muestras y de envío de las mismas. En una segunda etapa, se formaron grupos de trabajo en el que se discutió la metodología planteada, se evacuaron consultas y se recabaron situaciones problemas de cada caso en particular.

El presente trabajo se estructura en 13 capítulos:

En el primer capítulo se introduce el concepto de Error Innato del Metabolismo, se acota al que es objeto del presente análisis, la fenilcetonuria; se analiza el desarrollo neurológico, el mecanismo de retardo mental y las consecuencias de los trastornos generalizados del desarrollo.

El capítulo 2 presenta los antecedentes de los sistemas de pesquisa a nivel internacional, regional y nacional y describe los casos de pacientes con fenilcetonuria conocidos y captados por el Equipo.

El tercer capítulo enmarca el contexto teórico que sustenta el trabajo.

Los siguientes capítulos, 4, 5, 6 y 7 establecen hipótesis, objetivos y método y procedimiento de trabajo.

En el capítulo 8 se presentan los resultados tanto de la evolución de los casos conocidos una vez ingresados al Equipo Multidisciplinario, como del Sistema Nacional de Pesquisa desde su ampliación e implementación en 2007 hasta octubre 2009.

Las conclusiones están analizadas en el capítulo 9 y en el capítulo 10 se presenta el valor agregado que presentó el Programa.

En capítulos 11, 12 y 13 se incluye un glosario, la bibliografía y el material anexado.

Desde el 2007 se diagnosticaron cuatro casos portadores de Hiperfenilalaninemia Benigna y tres casos de Fenilcetonuria, así como también un caso de MCAD (déficit de acil-CoA deshidrogenasa), con buena evolución de los mismos.

Entre las conclusiones se destaca que Uruguay es uno de los 4 países de Latinoamérica que presenta un 100% de cobertura de la población por el Sistema Nacional de Pesquisa Neonatal. El diagnóstico precoz de esta enfermedad es costo-beneficio y efectivo. El tratamiento nutricional es el componente clave para la buena evolución de los pacientes. Así mismo se destaca que el seguimiento de los pacientes diagnosticados antes de la implementación del Programa, mejoran la calidad de vida y los trastornos del comportamiento al mejorar su control metabólico.

Descriptores: Investigación, Recién nacido, Fenilcetonuria, Análisis Costo-Beneficio, Diagnóstico precoz, Terapia nutricional, Metabolismo, Neurología.

Abreviaturas: EIM: errores innatos del metabolismo, SNPN: Sistema Nacional de Pesquisa Neonatal, PKU: fenilcetonuria, FA: fenilalanina, PAH: fenilalanina hidroxilasa, HFA: hiperfenilalaninemia, TGD: trastornos generalizados del desarrollo, RM: retardo mental, HC: hipotiroidismo congénito, BPS: Instituto de Previsión Social; MSP: Ministerio de Salud Pública; CHOLA: Comisión Honoraria para la Lucha Antituberculosa; OMS: Organización Mundial de la Salud; min: minutos; g: gramos; ml: mililitros; °C: grados centígrados, PD: Pecho directo; PRN: peso de recién nacido, T: talla, PC: perímetro craneano; IMC: índice de masa corporal.

1-INTRODUCCIÓN

En el ser humano se han descrito miles de variaciones fenotípicas genéticamente determinadas, pero no todas ellas están relacionadas a la aparición de enfermedades. Sin embargo, muchas de ellas se acompañan de graves secuelas, sobre todo neurológicas con retardo mental (RM). (14) Dentro de estos trastornos genéticos se encuentran los Errores Innatos del Metabolismo (EIM). (4, 14)
En alguna de estas situaciones el diagnóstico a tiempo y el tratamiento oportuno evita dichas secuelas neurológicas. (14)

En los últimos años, el diagnóstico de los EIM se ha desarrollado y se ha mejorado sustancialmente la identificación de los mismos. (4). Se considera que el reconocimiento de estas enfermedades surge a partir de Sir Archibald Edward Garrod (1857-1936). Este médico inglés, a partir del conocimiento de las leyes mendelianas y el estudio de la química de la orina como reflejo de alteraciones metabólicas, identificó la alcaptonuria, la cistinuria, la pentosuria y el albinismo (4) (5).

Fue más tarde, Folling un médico noruego, quien definió un síndrome que llevó su nombre, Síndrome de Folling, pero que fuera de su país se lo conoce como Fenilcetonuria. En 1934 vio una mujer joven con dos hijos Dag y Liv que nacieron normales pero desarrollaron retardo mental. A la edad de 1 año de uno de los niños, Dag, la mamá notó un olor raro en la orina y Folling identificó que se debía a un exceso de ácido fenilpirúvico y que esto era debido a una deficiencia en el metabolismo de la fenilalanina (FA) por falta genética de una enzima la fenilalanina hidroxilasa (PAH).

En 1954, Bickel, médico alemán, fue el primero en diseñar una dieta pobre en FA para una niña de 2 años de edad, mejorando sustancialmente la calidad de vida de la misma.

En 1965, Robert Guthrie, padre de un chico fenilcetonúrico, inventó el sistema que se usa en la actualidad para la pesquisa neonatal de fenilcetonuria (PKU): el análisis por inhibición bacteriana de una gota de sangre del talón del bebé recién nacido. (3, 36)

Posteriormente, en 1983 Stanbury describía 200 EIM y para 1995 eran 459 descritas por Scriver (4).

En las últimas décadas se han descrito nuevas enfermedades metabólicas, detectando no solo los errores enzimáticos, que tienen como consecuencia la acumulación de productos tóxicos o la carencia del metabolito posterior, sino también realizando el diagnóstico genético de las mismas (4, 37). La mayoría de los EIM se deben a la afección de un único gen, pero la variabilidad de mutaciones del mismo, determina el tipo e intensidad de manifestaciones clínicas (4, 37).

Muchas de estas enfermedades, están relacionadas con el metabolismo de los principios inmediatos o de sus productos derivados. El organismo del niño que se encuentra en fase de crecimiento, es altamente sensible a estas alteraciones viendo afectados uno o varios de sus órganos vitales (4, 37).

En relación a lo expuesto, la terapia nutricional constituye el pilar fundamental del tratamiento de estas enfermedades de manera tal de asegurar el adecuado crecimiento del niño, evitando el disbalance metabólico (4, 37, 38).

Las enfermedades neuropsicológicas afectan a 52 millones de individuos. Dentro de ellas, el 23% corresponde a RM - "Comisión de Vigilancia Epidemiológica de la Organización Mundial de la Salud (OMS)" - (3). Entre las causas de RM algunas son prevenibles o factibles de ser tratadas efectivamente, como el Hipotiroidismo Congénito (HC) y la PKU, a través de la sustitución hormonal en el primer caso, o del tratamiento nutricional en el segundo (3). En este sentido, el objeto del presente trabajo será demostrar que un diagnóstico oportuno y un tratamiento adecuado, permitirán un normal crecimiento y desarrollo de los niños portadores de PKU. Evitará por lo tanto, la carga social y el desgaste del entorno familiar que indudablemente resultan de la convivencia con un individuo con retardo mental.

1.1. Errores Innatos del Metabolismo

La incidencia acumulada de los EIM es de 1/500 recién nacidos vivos (4), de ahí la importancia de su detección oportuna, de manera de evitar las consecuencias clínicas del "caos fisiológico" que provocan (cuadro 1) (4,37).

CUADRO N°1: Frecuencia mundial de los principales EIM

FRECUENCIA MUNDIAL DE ENFERMEDADES CONGÉNITAS

Hemoglobinopatías y talasemias	1:500
Fibrosis quística	1:2.500
Distrofia muscular de Duchene	1:4.000
Hipotiroidismo congénito	1:3.000
Fenilcetonuria	1:10.000
Hiperplasia suprarrenal congénita	1:10.000
Déficit de oxidación de ácidos grasos	1:10.000
Histidinemia	1:12.500
Cistinuria	1:15.000
Galactosemia	1:60.000
Cistinosis	1:60.000
Homocistinuria	1:100.000
Leucinosis	1:250.000

Fuente: Presentación PPT de la Dra. Graciela Queiruga: Sistema Nacional de Pesquisa de Afecciones Congénitas (Presentación del Proyecto en el Ministerio de Salud Pública, 25 oct 2006)

Como se puede apreciar en el cuadro N° 1, y analizada la frecuencia mundial de estas enfermedades, la PKU junto con la hiperplasia suprarrenal congénita (HSC) ocupa el quinto lugar. Estas dos enfermedades han sido recientemente incluidas en el Sistema Nacional de Pesquisa Neonatal (SNPN), como se describirá más adelante.

En América Latina, nacen 11:200.000 niños por año. Solo 4 países de la región tienen cobertura completa en cuanto a Pesquisa Neonatal, lo que implica un 5% de los nacimientos y 8 países tienen cobertura parcial lo que significa que se da cobertura a un 44.3% de los nacimientos. (Cuadros N° 2 y N° 3) .

CUADRO 2.- Cobertura por el Sistema de Pesquisa en Latinoamérica

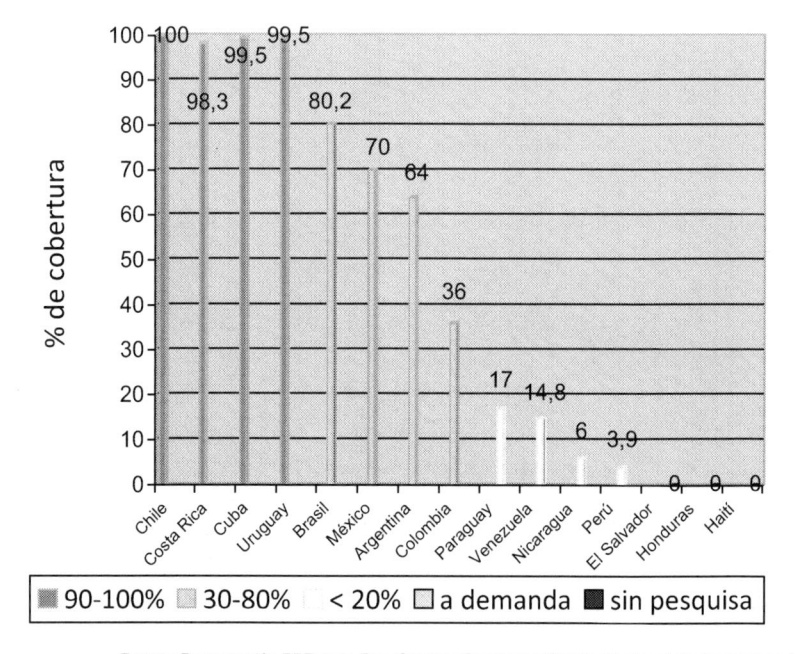

[Gráfico de barras: % de cobertura]
- Chile: 100
- Costa Rica: 99,5
- Cuba: 99,5
- Uruguay: 98,3
- Brasil: 80,2
- México: 70
- Argentina: 64
- Colombia: 36
- Paraguay: 17
- Venezuela: 14,8
- Nicaragua: 6
- Perú: 3,9
- El Salvador: 0
- Honduras: 0
- Haití: 0

Leyenda: ■ 90-100%   ▨ 30-80%   < 20%   □ a demanda   ■ sin pesquisa

Fuente: Presentación PPT de la Dra. Graciela Queiruga: 1ª Taller Nacional de Avances en la Implementación del Sistema Nacional de Pesquisa Neonatal, mayo 2008

Como se puede apreciar en el cuadro, Uruguay se encuentra entre los países con cobertura completa junto a Chile, Costa Rica y Cuba. A este grupo de países, le siguen Brasil, México, Argentina con coberturas parciales y ya por debajo del 50% se encuentra Colombia y el resto de los países de la región.

Si tomamos como ejemplo el HC, se testearon en Latinoamérica 27:656.850 muestras, encontrando una incidencia de 1/2777 (varía de 1/1667 a 1/3670), lo que implica que quedan sin detectar 2044 niños por año, que, siendo el HC causa de RM, implica 2044 niños que tendrán RM/ año. (3)

En cuanto a PKU, es estudiaron 15:515.854 en Latinoamérica, encontrándose una incidencia de 1/20.996 (varía de 1/12.473 a 1/51.989), quedando sin ser detectados 270 niños/año, por lo tanto, 270 niños más por año desarrollarán RM, pudiendo haberse evitado. (3)

Las más de 700 enfermedades que se engloban dentro de los EIM pueden clasificarse según diferentes criterios: edad de presentación de los síntomas, cuadro de presentación de la enfermedad, sistema orgánico afectado, vía metabólica alterada, síntomas "guía"; pero la mayoría de los autores optan por clasificar estas enfermedades de acuerdo a la vía metabólica afectada. (Cuadros N° 3, 4 y N° 5)

CUADRO N° 3: Grupos Fisiopatológicos de los EIM

	MECANISMO	CLÍNICA	ANALÍTICA ESPECÍFICA	TRATAMIENTO DIETÉTICO	ENFERMEDADES
GR. I	• Alteración de síntesis de moléculas complejas • Depósito de células complejas	• Permanente • Progresiva	No	No Algunas enf peroxisomales se tratan con ác. graso docohexanoico	• Lisosomales • Peroxisomales • Enf de transporte y procesamiento intracelular
GR. II	Intoxicación aguda y progresiva	• Afectación neurológica • Fallo hepático • Falla de crecim • cardiomiopatía	• Acidosis • Cetosis • ↑ Amonio • Hipoglicemia	Si	• Aminoacidopatías (PKU, MSUD) • Acidurias (propiónica, metilmalónica) • Ciclo de la Urea • Intolerancia a HC (galactosemia, fructosemia)
GR: III	Deficiencia en la producción o utilización de energía	• Hipotonía • Miocardiopatía • Fallo hepático • Muerte súbita	• Hipoglicemia • ↑ácido láctico • ↑amonio • Alteración del perfil hepático	Si	• Glucogenosis • Acidemias lácticas • Defecto de la oxidación de ácidos grasos • Enf de cadena respiratoria mitocondrial

Fuente: Tratamiento Nutricional de los Errores Innatos del Metabolismo; M. Ruiz Pons; Ed Ergon, 2004

CUADRO 4.- Esquema en conjunto de las vías metabólicas y su integración en el ciclo de Krebs. (M. Ruiz Pons)

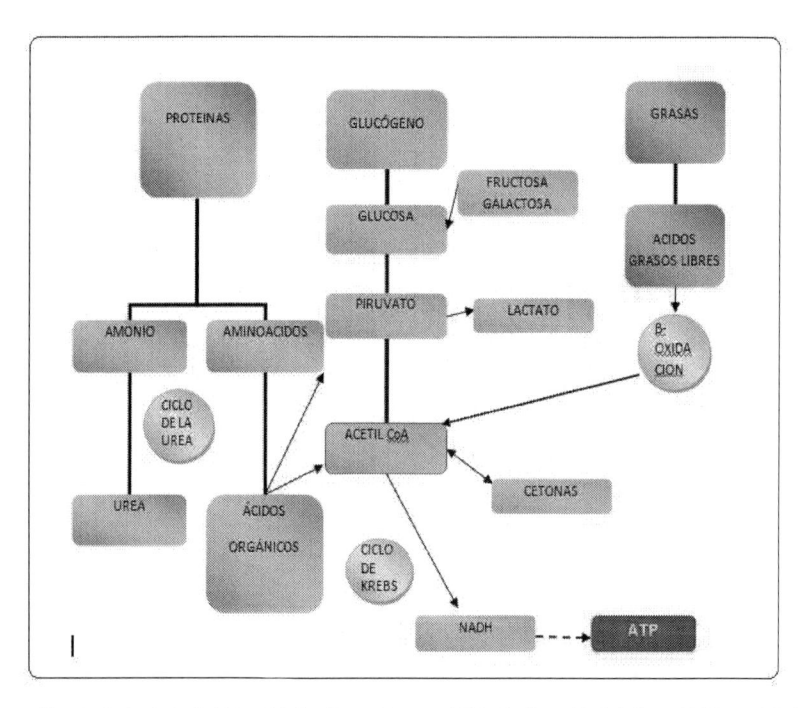

Fuente: Tratamiento Nutricional de los Errores Innatos del Metabolismo; M. Ruiz Pons; Ed Ergon, 2004

CUADRO N° 5.- Tabla de Clasificación de los EIM

GRUPO DE ENFERMEDAD DE EIM	ENFERMEDADES ESPECÍFICAS
Hidratos de carbono	Glucogenosis Acidemias lácticas Galactosemia Fructosuria, alt hereditaria de la fructosa
Grasas	Alt de la βoxidación y de la carnitina Sind de Smith-Lemli-Opitz
AA y proteínas	Hiperfenilalaninemia y fenilcetonuria Tirosinemia Homocistinuria Enf de la orina olor jarabe de arce Academia metilmalónica y propiónica Academia glutárica Academia isovalérica
Ciclos específicos	Ciclo de la urea Trast del metabolismo de las purinas Porfirias Defecto de biosíntesis del colesterol Defecto de biosíntesis de ácidos biliares Enf mitocondriales
Enf lisosomales	Mucopolisacaridosis Olicosacaridosis Enf de Krabbe Leucodistrofia metacromática Enf de Gaucher
Defectos de transporte	Sind de Fanconi Lisinuria Fibrosis quística Hemocromatosis

Fuente: Tratamiento Nutricional de los Errores Innatos del Metabolismo; M. Ruiz Pons; Ed Ergon, 2004

1.1.1. Fenilcetonuria

La PKU afecta aproximadamente a 1/10.000 recién nacidos vivos. Existe variabilidad étnica y racial, presentando una incidencia mayor en poblaciones blancas como Irlanda, Escocia y norte de Alemania (1:6.000) y siendo rara en la población negra (1:60.000 RN (recién nacido) vivos).[2], Alguno de los países que realizan la pesquisa y tiene registro de incidencia, reporta distinta incidencia tal como se presenta en el Cuadro N° 6:

---
[2] Dato aportado en entrevista personal con la Doctora Erna Raimann.
* Dra. Erna Raiman: Sistema de Pesquisa Neonatal- INTA; Chile

CUADRO 6.- Incidencia Mundial de PKU

EE.UU	1:13.000
TURQUÍA	1:6.000
IRLANDA	1:9.500
CHILE	1:14.000
ARGENTINA	1:12.500

Fuente: Presentación PPT de la Dra. Graciela Queiruga: Sistema Nacional de Pesquisa de Afecciones Congénitas (Presentación del Proyecto en el Ministerio de Salud Pública, 25 oct 2006)

La PKU está determinada por deficiencia en la actividad de la enzima hepática fenilalaninahidroxilasa (PAH). La deficiencia de PAH está condicionada genéticamente siendo su mecanismo de herencia autosómico y recesivo. (Figura N° 1) El gen se localiza en el cromosoma 12q (región q21-q24.1). Existen más de 500 mutaciones diferentes conocidas hasta el momento. (3,4,13,14,21,23,36,37)

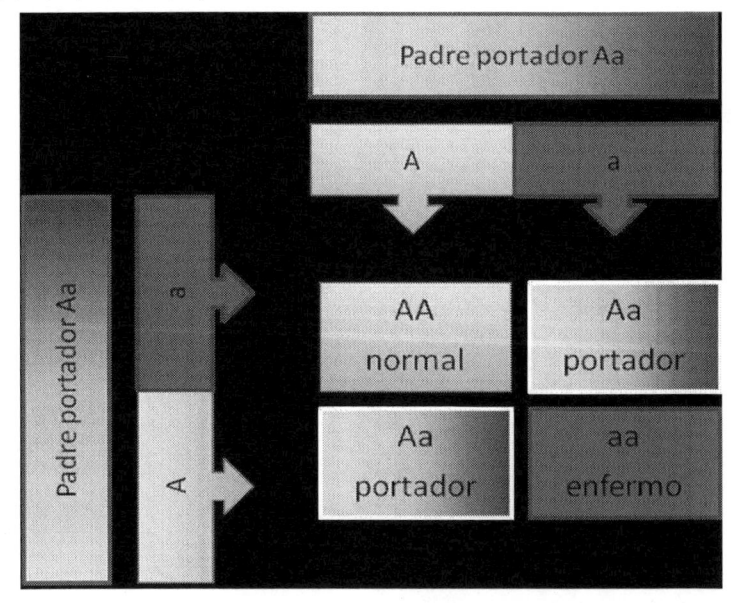

Figura. N° 1- Herencia Autosómica Recesiva

La FA es uno de los 20 aminoácidos esenciales o indispensables o sea aquellos cuyas cadenas carbonadas no pueden ser sintetizadas en el organismo humano. La FA por acción de la enzima PAH hepática, se metaboliza transformándose en tirosina. Esta reacción tiene como cofactor enzimático a la tetrahidrobiopterina (BH4) que se convierte en dihidrobiopterina en la citada reacción. (Figuras N° 2 y N° 3)

La BH4 puede ser regenerada por acción de la enzima dihidrobiopterinreductasa (DHBR) o resintetizarse a partir de guanosín trifosfato interviniendo en este proceso, varias enzimas (Figura N° 4).

La deficiencia en la actividad de la PAH o de las enzimas que intervienen en la síntesis o regeneración de la BH4 ocasionan hiperfenilalaninemia (HFA), la que se define por niveles sanguíneos superiores a 2,5 mg% (150 umol/L) en ayuno, en forma permanente. (3, 14, 21)

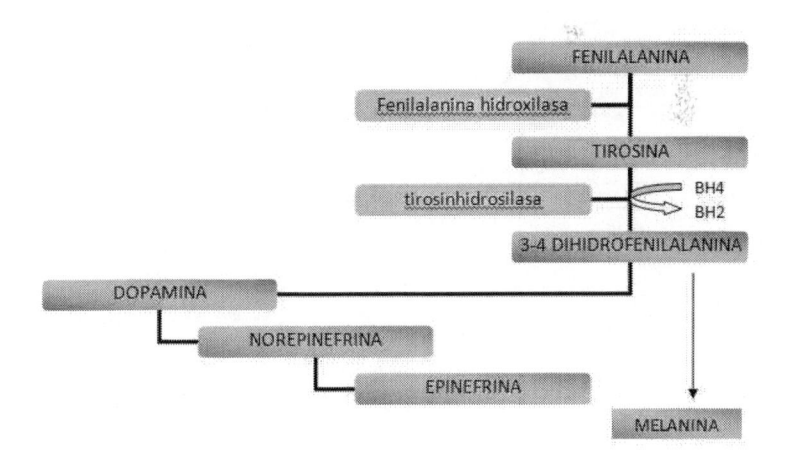

Figura N° 2.- Vía metabólica de la FA a través de la fenilalanina hidroxilasa

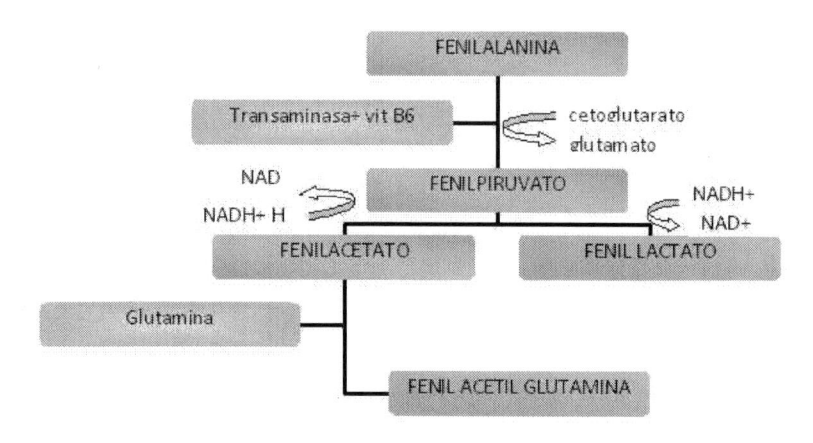

Figura N° 3.- Vía alternativa de metabolización de altas concentraciones de FA

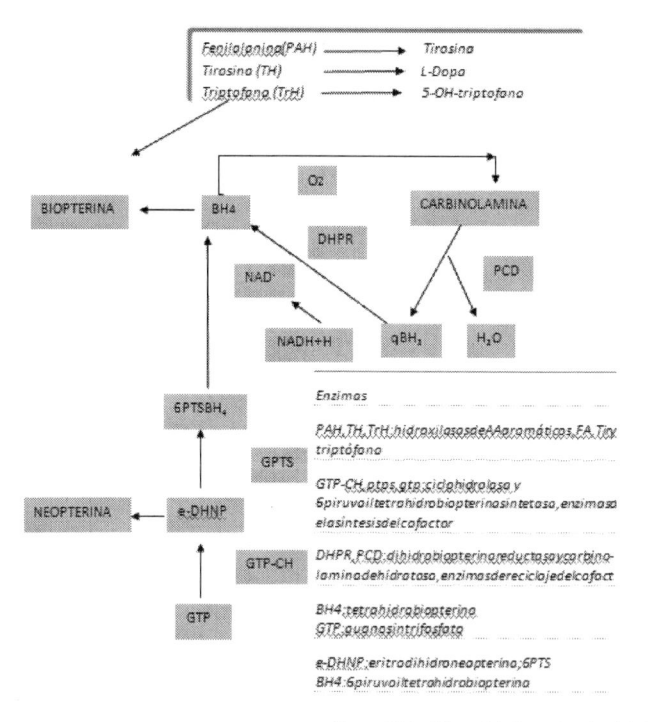

Figura N° 4.- Vía metabólica a través de la biopterina

Desde la perspectiva clínica hay diferentes formas de presentación de PKU dependiendo del grado de actividad enzimático residual de PAH. La HFA o la PKU desde el punto de vista clínico podrán presentarse por (Figura N° 5):

- Defecto en la fenilalanina hidroxilasa
- Defecto en la biosíntesis de tetrahidrobiopterina
- Defecto de la dihidropterina reductasa

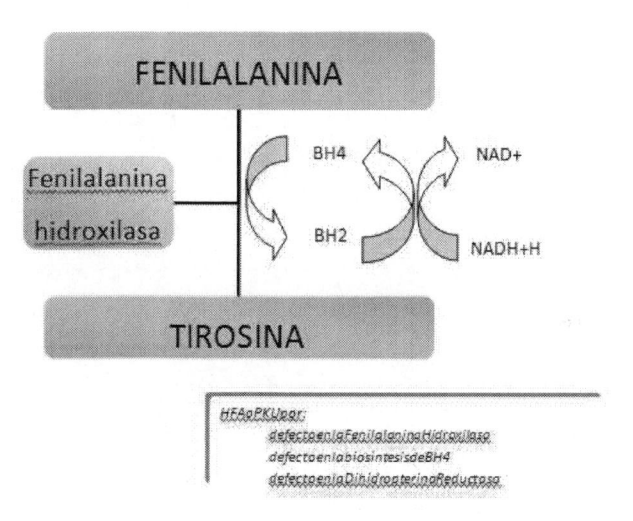

Figura N° 5.- Manifestaciones Clínicas de acuerdo al paso metabólico afectado

1.1.1.1- Clasificación

Como ya se mencionó, las HFA se deben en el 98% de los casos a mutaciones, en el gen codificador de la L-fenilalanina hidroxilasa y 1 a 2% a mutaciones para la codificación de otras enzimas de la vía de la tetrahidrobiopterina, la que actúa como cofactor en la vía de la L-fenilalanina hidroxilasa. (31)
Todas las PKU cursan con hiperfenilalaninemias, pero no todas las hiperfenilalaninemias cursan con fenilcetonuria y este tema es muy importante

conocerlo y reconocerlo al momento de realizar el tratamiento y las indicaciones nutricionales. (31). Las Hiperfenilalaninemias se clasifican en los siguientes tipos:

1-Fenilcetonuria clásica conocida como PKU cuando la actividad residual es menor al 1% de lo normal y el tratamiento es la restricción dietética de FA. Nivel de FA plasmática > 6 mg/dl (> 360 µmol/l) desde las 48 horas de vida con dieta normal, la tirosinemia < 2 mg/dl y la relación FA/Tir > 2.5. (37) Dentro de esta forma podemos distinguir varios subgrupos, que a su vez tendrán implicancia terapéutica:

a- PKU Severo o grave: FA > 30 mg/dl (1800 µmol/l)
b- PKU Moderado: FA entre 20-30 mg/dl (1200-1800 µmol/l)
c- PKU Leve: FA entre 11-20 mg/dl (660-1200 µmol/l)
d- PKU Muy Leve: FA entre 6-11 mg/dl (360-660 µmol/l)

Esto implica que en la forma severa la actividad residual enzimática es menor al 1% tolerando ingestas mínimas de FA < 20mg/kg/d. En la forma moderada se estima una actividad enzimática residual de entre 3 y 50%, con mejor tolerancia a la FA de la dieta y en la forma leve la tolerancia puede ser de hasta 50 mg/k/d. (37)

Desde el punto de vista clínico, en el período perinatal y hasta los 6 meses de edad son niños normales. Posteriormente instalan en forma progresiva retraso psicomotor y del desarrollo intelectual. Si los niveles de FA son > 20 mg/dl pueden aparecer eczema y olor en sudor y orina, definido como "olor a ratón" que se debe a la presencia de fenilacetato (37,39).

A los 2 o 3 años se hace evidente el RM con o sin convulsiones, hiperactividad, auto y heteroagresividad y conductas autistas. (14, 30, 37,39)

La RNM (resonancia nuclear magnética), si la FA ha sido > 11 mg/dl en forma mantenida los 6 meses anteriores, permite observar imágenes de hiperintesidad de la sustancia blanca periventricular. (30,40,41,42,43)

2-Hiperfenilalaninemia benigna,: la actividad residual de la PAH se encuentra por encima del 5% e inicialmente no requiere de una dieta restrictiva en FA, salvo en pacientes que se encuentran en el límite aconsejado como normal

para la fenilalanina en plasma. Nivel de FA plasmática entre 2.5-6 mg/dl (150-360 µmol/l) con dieta normal.
Desde el punto de vista clínico son niños totalmente asintomáticos, con desarrollo intelectual normal. (30,39)

3-**Hiperfenilalaninemia transitoria**: existe una forma transitoria neonatal como consecuencia de un retraso en la maduración de la PAH. Presenta niveles de FA > 2.5mg/dl, con tirosina normal. Puede ser secundaria a prematuridad, utilización de drogas como el trimetroprim o por patología renal. (30) Estos casos no presentan RM ni requieren tratamiento nutricional (30,37).

1.1.1.2- Otras formas de Fenilcetonuria

Existen otras dos formas clínicas, que representan el 1% al 3% de la totalidad de afectados de PKU, no dependientes directamente de un déficit de PAH tal como se puede apreciar en la figura N° 4:
- Deficiencia de dihidropterina reductasa
- Alteración de la síntesis de tetrahidro biopterina

a- Deficiencia de dihidropterina reductasa (DHPR).
Enzima que actúa en el reciclaje de BH4 el cual es cofactor de la enzima PAH encontrándose el gen en 4p(p15.1-p16.1)

b- Alteración en la síntesis de tetrahidro biopterina (BH4).
Como consecuencia de alteraciones enzimáticas de su vía metabólica. (30)

Los RN pueden ser pequeños para la edad gestacional sin microcefalia. Al mes o 2 meses de edad pueden presentar estrabismo alternante, irritabilidad, episodios de sudoración profusa, hipertermia de causa desconocida. A los 5-7 meses, retraso motor con hipotonía central e hipertonía periférica, con episodios distónicos, síndrome piramidal y trastornos del sueño.
El Electroencefalograma (EEG) y la Resonancia Nuclear Magnética (RNM) en general son normales. (30)

1.2- Desarrollo Neuropsicológico

El desarrollo psicomotor es la manifestación externa del proceso madurativo del Sistema Nervioso Central. En general el desarrollo del niño se divide en 5 etapas: RN, lactante, preescolar, escolar y adolescente. (32) Este desarrollo es continuo, progresivo e irreversible, en condiciones normales, con variabilidad interpersonal en cuanto a la velocidad, la intensidad y la cualidad de las habilidades desarrolladas. (32)

En la evaluación del desarrollo se deben tener en cuenta algunos aspectos específicos: la velocidad, ya que es diferente en las distintas etapas de la vida del niño (mayor en el RN, el lactante y el adolescente); las diferencias individuales; las velocidades de desarrollo en las distintas áreas son distintas en las diferentes etapas, en el lactante es mayor el desarrollo motor mientras que en el escolar, lo es el cognitivo; y el desarrollo no es paralelo al crecimiento. (32)

El potencial intelectual del ser humano está genéticamente determinado y el grado de desarrollo que logre cada individuo dependerá de factores biológicos, que a su vez también pueden estar genéticamente condicionados y de factores prenatales, medioambientales y socioculturales. (21, 32)

Con respecto a los factores genéticos, se debe tener en cuenta que existen, además de las genopatías, características que son propias de la carga genética individual, como por ejemplo, pequeñas demoras en la aparición del lenguaje, cierto grado de hiperactividad o determinadas habilidades cognitivas. (32)

Ciertas características fisiológicas maternas influyen en el desarrollo del niño y dentro de ellas: la edad, el número de gestaciones, el estado emocional y psicológico, infecciones intrauterinas, entre otras.

También tienen relevancia la prematuridad, la gemelaridad, los accidentes perinatales (asfixia, hiperbilirrubinemia, hipoglicemia, infecciones, convulsiones, anemia). (32)

Así mismo, el desarrollo va a estar influenciado por factores ambientales y socioculturales como la estimulación que reciben los niños, la afectividad y el vínculo familiar, las normas de crianza, el medio sea urbano o rural, las normas religiosas, el nivel socio-económico entre otros. (32)

El siguiente cuadro representa las distintas habilidades esperables publicadas por la OMS (Organización Mundial de la Salud) y es el esquema incluido en el Carné de Salud del niño y la niña aprobado por el Ministerio de Salud Pública del Uruguay. (MSP) (33) (figura N° 6)

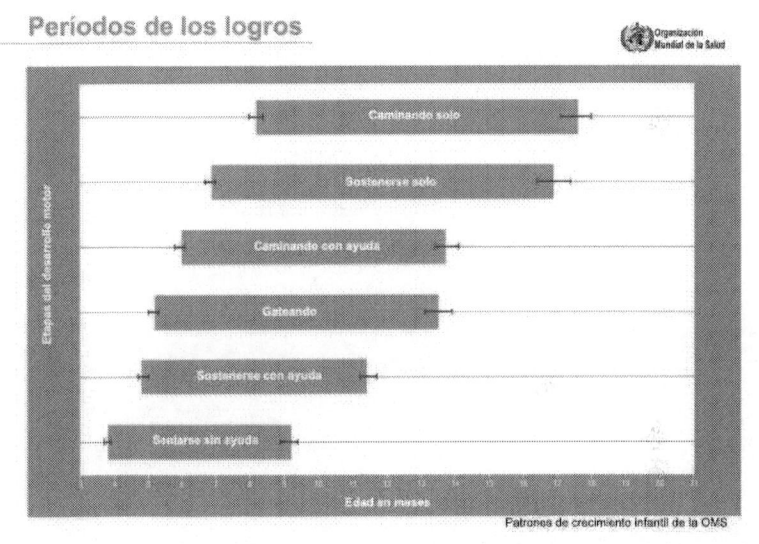

Figura N° 6: Patrones de desarrollo del lactante
Fuente: http://www.who.int/childgrowth/en/

El ser humano presenta una fase de rápido crecimiento encefálico que va desde la segunda mitad de la gestación a los 2 años de vida y que, por esa velocidad de desarrollo, lo hace particularmente vulnerable. (14, 21, 22)

Los períodos de aparición de los síntomas de PKU son la lactancia y la etapa preescolar. Normalmente, la lactancia es el período de inteligencia sensoriomotriz, es decir, el niño conoce el entorno a través de sus percepciones y de movimientos. Son entonces las habilidades que se desarrollan como: coordinación e integración de los sentidos, noción de permanencia de los objetos, capacidad de encaminar sus acciones hacia un objetivo. (32,33) En la edad preescolar el niño desarrolla un papel más activo en su interacción con el medio ambiente, con adquisición de habilidades neuromusculares (control de esfínteres, correr, subir escaleras, copiar figuras); se desarrolla el lenguaje, es la etapa de la imitación, de la investigación, del aprendizaje de hábitos y se inicia la socialización y la autonomía. (32, 33)

1.3- Fenilcetonuria y Mecanismo de Retardo Mental

El niño con PKU nace totalmente normal, siendo el deterioro neurológico e intelectual, como se mencionó anteriormente, progresivo durante los primeros meses y hasta los primeros años de vida. (14, 23, 46) Se plantea que los mecanismos que determinan este daño son tres:

a) mielinización defectuosa, ya que en los primeros meses de vida se produce la mielinización del SNC,

b) alteración de la síntesis de neurotransmisores.(14) y

c) daño del SNC por acúmulo o déficit de sustrato. (3,14, 23, 42,43)

Los precursores de la mielina son complejos proteína-colesterol-fosfolípidos que se ven alterados por la interferencia de la FA acumulada en la composición y estructura de la fracción proteica. (14)

Por otro lado la tirosina, AA derivado del metabolismo de la FA, es precursor de las catecolaminas, la dopamina y la norepinefrina (Figura N° 2). El déficit de tirosina y por otro lado el acúmulo de FA inhiben las enzimas que participan de las síntesis de estas aminas produciendo su déficit. (14)

Finalmente, las altas concentraciones de FA interfieren con la glicólisis produciendo un descenso del piruvato y por ende, de la Acetil-CoA, necesaria para la síntesis de fosfolípidos cerebrales. La inhibición de la 3-hidroxibutirato deshidrogenasa por el ácido fenilpirúvico acumulado, lleva a una disminución del 3-hidroxibutirato plasmático, lo que potencia el daño encefálico irreversible. (14)

1.4-Consecuencias de los Trastornos Generalizados del Desarrollo

La definición de RM tiene tantas variaciones como cantidad de disciplinas involucradas. De acuerdo los criterios de la OMS, en la Novena Revisión de la Clasificación Internacional de Enfermedades: *"un estado de desarrollo de la mente incompleto, detenido, caracterizado por una subnormalidad de la inteligencia, con variadas etiologías, involucra trastornos psiquiátricos u otras enfermedades orgánicas, utiliza como sinónimos los términos Retraso Mental y Subnormalidad Mental, emplea clasificaciones según el grado del defecto: débil o discreto, imbécil o moderado, idiota o profundo".* (14,24)

La Asociación Americana sobre Retardo Mental (AARM) en su 9° Edición del Manual del RM, lo define con un criterio psicológico como: "*El Retraso Mental hace referencia a limitaciones substanciales en el desenvolvimiento corriente. Se caracteriza por un funcionamiento intelectual significativamente inferior a la media, junto con limitaciones asociadas en dos o más de las siguientes áreas de habilidades adaptativas:*

- *Comunicación,*
- *Cuidado personal.*
- *Vida en hogar.*
- *Habilidades sociales.*
- *Utilización de la comunidad.*
- *Autogobierno.*
- *Salud y seguridad.*
- *Habilidades académicas funcionales.*
- *Ocio.*
- *Trabajo.*

El Retraso Mental se manifiesta antes de los 18 años.

Para poder aplicar la definición deben tomarse en consideración las cuatro premisas siguientes:

- *Una evaluación válida ha de tener en cuenta la diversidad cultural y lingüística, así como las diferencias en los modos de comunicación y en factores comportamentales.*
- *Las limitaciones en habilidades adaptativas se manifiestan en entornos comunitarios típicos para los iguales en edad del sujeto y reflejan la necesidad de apoyos individualizados.*
- *Junto a limitaciones adaptativas específicas existen a menudo capacidades en otras habilidades adaptativas o capacidades personales; y*

＊ *Si se ofrecen los apoyos apropiados durante un período prolongado, el funcionamiento en la vida de la persona con Retraso Mental mejorará generalmente".* (14,24)

Como se desprende de las anteriores definiciones, antes de informar este diagnóstico a los padres, es imprescindible no solo establecer una disminución en la capacidad intelectual, sino además identificar una incapacidad de cumplir con los criterios de independencia y responsabilidad esperados para la edad y grupo cultural. (14)

El DSM-III (Diagnostic and Statistical Manual of Mental Disorders) propone clasificar el rendimiento intelectual en 6 categorías (Cuadro N° 7):

Cuadro N° 7- Manual diagnóstico y estadístico de los trastornos mentales

	NIVEL INTELECTUAL
NORMAL	115-85
LIMÍTROFE	84-70
RETARDO LEVE	69-50
RETARDO MODERADO	49-35
RETARDO GRAVE	34-20
RETARDO PROFUNDO	<20

Fuente: Tesis: Diagnóstico Precoz de Fenilcetonuria y Prevención de Retardo Mental;

Cornejo V., INTA; Universidad de Chile; 1986

Dado el vertiginoso desarrollo científico e industrial de la sociedad actual, el RM es considerado un problema de salud pública en los países desarrollados. Muchos de los EIM producen RM y es por eso que en los países desarrollados se aplican técnicas de tamizaje y evitándose un número significativo de RM por esta causa. (14)

2-ANTECEDENTES

2.1-Sistema de Pesquisa Neonatal a Nivel Internacional

Desde 1902, en que Garrod introduce el concepto de EIM, el camino hacia el establecimiento de los Sistemas de Pesquisa Neonatales en los distintos países ha sido lento pero continuo y a su vez disímil en cada uno de ellos. (2, 37) En los países industrializados es una realidad desde hace 40 años. (14)

En 1974, Jean Luis Dussault, endocrinólogo de la Universidad de Laval, Québec, instituye la detección precoz de HC. (2) Durante los últimos 25 años, el *tamizaje* para el hipotiroidismo congénito constituye una práctica establecida en muchos países, como parte de los programas de pesquisa. En 1993 la American Academy of Pediatrics y la European Society for Pediatric Endocrinology publicaron recomendaciones para el *tamizaje* de HC que fueron actualizadas en 1999. (18)

En México los EIM comenzaron a ser estudiados y tratados en forma sistemática desde1972, siendo de esta manera uno de los programas más antiguos de Latinoamérica. Durante los primeros 15 años fueron diagnosticados 57 pacientes con EIM, no teniéndose registros del número total de pacientes estudiados. En los siguientes 10 años fueron estudiados 5186 pacientes, de los que 118 presentaban una enfermedad metabólica y dentro de ellas las más frecuentes fueron PKU y glucogenosis (14 y 16 respectivamente). (25)

2.2- Los Sistemas de Pesquisa Neonatal en la Región de América Latina: los casos de Chile y Cuba

2.2.1- Pesquisa Neonatal en Chile

En la región de América Latina, Chile se ha destacado entre los países, liderando los procesos de implementación de Programas de pesquisa de EIM. En tal sentido, Chile, comenzó en los años 60, en un laboratorio de investigación pediátrica en Santiago en un trabajo conjunto entre el Servicio Nacional de Salud y la Universidad de Chile. Esta iniciativa culminó a principios de los años 70 con la publicación del libro: Enfermedades genéticas y citogenéticas en el niño". En la misma época se creó el Instituto de Nutrición y Tecnología de los Alimentos (INTA) de la Universidad de Chile, que se ha transformado en el Centro de Referencia Nacional para el estudio de los EIM. (19)

Hasta agosto 2009 y durante 16 años del Programa en actividad, se han diagnosticado 142 niños portadores de PKU (1:14.000 RN vivos) y 675 con hipotiroidismo congénito (1:3.237 RN vivos), todos ellos desarrollaron un nivel intelectual normal. (19)

En 1992, el Ministerio de Salud coordinado por un Comité Técnico-Asesor integrado por representantes del propio Ministerio, del Instituto de Nutrición y Tecnología de los Alimentos de la Universidad de Chile, del Servicio de Salud Metropolitano Occidente y de la Facultad de Medicina, comienza el Programa Nacional de Búsqueda Masiva para detectar precozmente PKU e HC. En 1996, el dicho comité establece la necesidad de establecer las normas nacionales para el desarrollo de la búsqueda masiva de EIM y lograr la cobertura del 100% de la población.

Se conformó un comité integrado por profesionales expertos en programas de detección neonatal, técnicos y administrativos. En 1999, se publicaron las: "Normas para el Óptimo Desarrollo en Programas de Búsqueda Masiva de Fenilcetonuria (PKU), Hipotiroidismo Congénito (HC) y otros errores congénitos de metabolismo" por la división de Salud de las Personas, Programa Salud del Niño, del Ministerio de Salud. (9)

El Programa contempla el seguimiento de todos los niños diagnosticados, entrega la leche especial para pacientes con PKU hasta los 6 años y la hormona tiroidea para el HC y cubre el 100% de la población. (19)

En el año 2003 se publica el Manual del Programa Nacional de Alimentación Complementaria del Niño con Fenilcetonuria, (NUEVO-PNAC), se establece que se proporcionará el sustituto lácteo sin FA a la totalidad de los niños con PKU que nazcan en cualquier servicio de salud del país, desde el momento del diagnóstico hasta los 13 años, 11 meses y 29 días. (34)

2.2.2. Pesquisa Neonatal en Cuba

En Cuba, desde 1983 se realiza la detección neonatal de PKU, utilizando sangre seca en papel de filtro por el método de Guthrie Susi. En 1986 se extiende a todo el país alcanzando cobertura nacional y constituyéndose el Programa Nacional de Pesquisa Neonatal. Se logra de esta manera que toda la población de neonatos cubanos se beneficie de este programa. A partir del año 2000 se utiliza una nueva tecnología cubana diseñada por el Centro de Inmunoensayo en sustitución del método Guthrie Susi. (44)

A través del Programa Cubano de Pesquisa Neonatal de Hiperfenilalaninemias, se estudiaron más de dos millones de recién nacidos en el período comprendido entre 1986 y el año 2006, alcanzando un 97% de los nacimientos.

En Cuba, el seguimiento de los casos una vez detectados, es realizado por el Instituto de Nutrición e Higiene de los Alimentos con una frecuencia mensual y tiene un carácter multidisciplinario e integral, donde se brinda atención nutricional, consejería sobre genética, atención psicológica, neurológica y social a todos los pacientes incorporados al programa. (44)

Como parte del Programa de Atención Integral a los Fenilcetonúricos, el estado cubano, cubre los costos de los estudios de laboratorio, la rehabilitación y distribuye gratuitamente los productos de regímenes especiales. A través del Programa Nacional de Trabajadores Sociales y el Ministerio del Trabajo y la Asistencia Social, apoya otras necesidades que la familia enfrenta como consecuencia de tener un integrante afectado por esta condición. De esa manera aporta de forma gratuita o a un bajo costo los alimentos fundamentales que pueden consumir estos enfermos según las restricciones de la dieta y ofrece asistencia social en forma continua a los mismos. (44)

2.3- Historia de la Pesquisa Neonatal en Uruguay

En Uruguay la Pesquisa Neonatal comienza con la implementación de la dosificación de TSH (hormona estimulante de la tiroides) en sangre de cordón umbilical en 1990 desarrollada por el BPS. En junio de 1991 es detectado el primer niño y en ese mismo año comienza la pesquisa en el Hospital de Clínicas. En 1992 comienza en el Hospital Pereyra Rossell. (2,3)

El 21 de setiembre de 1994 se establece la obligatoriedad por el Decreto del MSP 183-94 y dos meses después comienza la coordinación con la Comisión Honoraria de Lucha Antituberculosa (CHOLA) (3). Se han detectado hasta diciembre del 2008, 378 casos. [3]

En el año 2005 se plantea en el ámbito del MSP el lanzamiento del proyecto de extensión del SNPN con el fin de incluir en una primera etapa la detección de PKU e HSC. Se citan los organismos del Estado que estarían involucrados y se conforman los grupos de trabajo. Los organismos participantes fueron: MSP en su carácter de rol rector; BPS, Área de Salud como proveedor de Servicios de Salud con un área dedicada al estudio y tratamiento de las Enfermedades Congénitas y Connatales y un laboratorio con la infraestructura adecuada para la evaluación de las muestras; Correos del Uruguay como red de envíos a todo el país; CHOLA como institución que ya tenía a su cargo la recaptación y seguimiento de los casos de HC detectados; representantes de profesionales y técnicos de distintas especialidades. (1,2,3) Los equipos de trabajo que se crearon en dicha instancia fueron:

1) **Operaciones/logística**: cuyo objetivo fue la implementación de un sistema de captación, entrega y seguimiento de las muestras, para lo cual estaba integrado por funcionarios de Correos del Estado, del MSP, del BPS y de CHOLA.

2) **Operaciones/laboratorio**: cuyo objetivo fue la implementación del procedimiento de toma de las muestras, la confirmación de resultados y el flujo de insumos necesarios. Para ello estaba integrado por funcionarios del laboratorio del BPS, MSP, CHOLA y Correos.

3) **Normalización y Terapéutica**: integrado por médicos del BPS, del Instituto de Genética y del MSP, que tendrían a su cargo la elaboración de los protocolos de atención, seguimiento y reporte de casos positivos;

---

[3] Datos del Laboratorio del Instituto de Previsión Social – Uruguay Agosto 2009.

definición de centros de referencia y desarrollo de programas de información y actualización profesional.

4) **Gestión y control de calidad/información de gestión**: cuyo objetivo fue la elaborar sistemas de intercambio de información con MSP, ASSE (Administración de Servicios de Salud del Estado), e instituciones de salud del sector privado; sistema de reporte y estadística en los planos epidemiológicos, de prevalencia y costos asociados al programa. Estaba integrado por personal del BPS, MSP, Correo, CHOLA e Instituciones de Asistencia Médica Colectiva (IAMC).

5) **Gestión y control de calidad/indicadores de desempeño**: integrado por funcionarios de BPS, MSP, Correo e IAMC deberían definir el conjunto de indicadores a aplicar, los procesos para la obtención y el procesamiento de la información, el estudio de costo efectividad y el impacto del programa.

6) **Gestión y control de calidad/difusión del programa y sus logros**: integrado por funcionarios de BPS, MSP, CHOLA y Correos cuyo objetivo fue desarrollar una estrategia de comunicación interna de procedimientos y protocolos y diseñar la folletería, cartelería y elementos asociados a la operativa y logística del sistema.

7) **Convenios y soporte legal**: integrado por abogados y funcionarios de las reparticiones jurídicas de todas las instituciones implicadas para desarrollar el proyecto de convenio identificando el compromiso de cada institución en relación al mismo, y brindar asesoramiento técnico legal al programa.

Este proceso culminó con la aprobación, el 5 de noviembre del 2007, del Decreto N° 416/007 que establece la obligatoriedad de incluir en la Pesquisa Neonatal la detección de PKU e HSC (Anexo 13.A):

"...Considerando que el Programa Prioritario de Salud de la Niñez, de la División Productos de Salud del Ministerio de Salud Pública, expresa... y establecer la obligatoriedad de investigación de otras patologías... El Presidente de la República Decreta: ... Art 2°.- Las Instituciones de Asistencia en Salud, Públicas o Privadas de todo el país, donde se producen nacimientos, deberán denunciar los casos detectados de Hipotiroidismo Congénito, Fenilcetonuria e Hiperplasia Suprarrenal..."

2.4- Descripción de Casos Conocidos previamente a la Implementación del Sistema Nacional de Pesquisa Neonatal

Se describen a continuación los casos que existían y se encontraban registrados en BPS, previos a la implementación del SNPN, especificando su situación clínica y el estado de avance de la enfermedad.
En el capítulo "Resultados" se describe la evolución de estos pacientes luego de su ingreso al SNPN.

CASO 1

D.A.
Sexo masculino
Ingresó al Departamento Médico Quirúrgico del BPS a los 4 años de edad, por "inquietud psicomotriz".
Producto de embarazo mal tolerado por hipertensión materna y amenaza de parto prematuro.
Peso al nacer (PRN): 2600.
Alimentación con lactancia materna, pecho directo (PD): 3 meses.
Caminó a los 19 meses.

Al momento del ingreso: retardo del lenguaje (lenguaje de bebé), no control esfinteriano, intenta vestirse solo, en jardín de infantes con buena adaptación, presenta agresividad con los padres y la hermana.

Fue derivado a reeducación con foniatra y piscomotricista y tratamiento con psicofármacos (haloperidol y tegretol).

Se le realizó diagnostico de RM y psicosis y fue atendido en el Equipo de Trastornos Generalizados del Desarrollo.

A los 8 años se realiza consulta con genetista que informa: "aumento de FA en sangre y FA y ácido fenilpirúvico en orina, estos hallazgos son compatibles con una actividad deficiente de la enzima fenilalanina hidroxilasa..."

Ingresa al Equipo Multidisciplinario de Tratamiento y Seguimiento de PKU en febrero 2007, cuando tenía 17 años, cursaba cocina en UTU y presentaba un buen desarrollo pondoestatural.

CASO 2

L.S.
Sexo femenino
Ingresó al Departamento Médico Quirúrgico del BPS a los 15 años de edad, por diagnóstico de PKU.

Embarazo controlado, bien tolerado
Parto normal a término
PRN: 3250
PD: 3 meses.

Caminó a los 17 meses, retardo en la adquisición del habla, dificultad en el relacionamiento. Ingresó a jardín de infantes a los 4 años con dificultad en el aprendizaje. Fue derivada a psicomotricista, foniatra y maestra especializada.
La cobertura económica de todos estos tratamientos y consultas con especialistas estuvo a cargo de la familia.
Adquirió escasamente lectoescritura.
Se le indicó tratamiento psiquiátrico con múltiples psicofármacos.

Desde el punto de vista familiar cabe destacar que la familia de la niña se compone de la madre, portadora de patología psiquiátrica en tratamiento y abuela añosa portadora de encefalopatía degenerativa senil, con padre ausente desde la primera infancia de la niña.

En 12/2007 presenta severa crisis de agresividad, se le dosifica FA, presentando en ese momento un valor de 17 mg/dl.

Es valorada por genetista y se establece diagnóstico de PKU. Fue derivada a nutricionista llegando a niveles de 19 mg/dl de FA y aumentando 4kg en 1 mes. En ese momento es derivada al Equipo. Había suprimido carnes, huevos y queso; manteniendo consumo de leche y chocolate.

CASO 3

N.G.
Sexo masculino
Ingresó al Departamento Médico Quirúrgico del BPS a los 4 años de edad por conductas autistas.

Producto de 1° gesta de madre adolescente, embarazo controlado, cesárea por retardo del crecimiento
PRN: 2920g.

Caminó a los 17 meses, no adquirió lenguaje ni relacionamiento social. Al ingreso episodios de agresividad, no controlaba esfínteres. Movimientos repetitivos.

Es abandonado por la madre quedando a cuidado de los abuelos y una tía.

Dentro de los exámenes de valoración:
TAC y EEG: normales
FA elevada (no figura valor en la historia clínica) con lo que se estableció diagnóstico de PKU.

Se escolarizó logrando jugar y relacionarse parcialmente con sus pares.

CASO 4

N.B.
Sexo femenino
Ingresó al Departamento Médico Quirúrgico del BPS a los 19 meses de edad, por retardo psicomotriz.

Embarazo controlado, parto a término, vaginal
PRN: 3100.
PD: 6 meses y medio.

Se sentó a los 13 meses, al ingreso no caminaba sola, llanto intenso, poco interés con el ambiente.
Fue derivada a consulta con neuropediatra, fisiatra y oftalmólogo. A los 2 años y medio con diagnóstico de retardo madurativo fue derivada a terapia psicomotriz. A los 2 años y 10 meses fue derivada a genetista, quien ante valores elevados de FA en sangre y ácidos alfacetónicos en orina diagnostica PKU. Se indica dieta aproteica y se envía a gastroenterólogo para suplementación con leche especial.

Ante este diagnóstico y el desconocimiento que los padres percibían de la patología en los equipos de salud que contactaron en nuestro país, (Anexo 13.J), deciden realizar consulta en Hospital Sor María Ludovica de La Plata, Argentina.

Resonancia Nuclear Magnética 2004: *"retardo en la mielinización de delgada zona de la sustancia blanca periventricular. Esta alteración podría estar vinculada a trastorno del metabolismo de acuerdo al dato clínico".*
Al momento de la consulta en el Hospital Sor María Ludovica, el nivel de FA en sangre era de 22.3 mg/dl.

3-MARCO TEÓRICO

3.1- Pesquisa

El pesquisaje, tamizaje o screening, es el método o procedimiento clínico o de laboratorio que se realiza a una población o un grupo poblacional, para identificar aquellos individuos con riesgo aumentado de sufrir una determinada enfermedad, que a su vez justifique otras acciones diagnósticas, un tratamiento y/o un seguimiento. (10, 11, 19, 37) Existe consenso acerca de las condiciones que debe cumplir una enfermedad para que se justifique integrar una pesquisa, a saber:

a- debe tener tratamiento presintomático efectivo; y
b- severidad clínica que afecte la morbimortalidad al no ser tratado. (10)

Siendo a su vez indispensable que:
a- la técnica de pesquisaje sea confiable, segura, sencilla y económica;
b- el sistema de salud asegure que sea aplicable a la totalidad de la población; y que
c- el análisis costo-beneficio sobrevalore la importancia de evitar la carga personal, familiar y social de un niño discapacitado al aplicar el tratamiento adecuado. (10, 37)

Otros equipos agregan a las anteriores condiciones que:
a- debe brindarse a padres y población en general, información completa en forma rápida,
b- deben crearse centros regionales para el tratamiento oportuno y calificado, y establecerse claramente las responsabilidades de cada una de las instituciones involucradas incluyendo la participación de padres y familiares en el tratamiento. (19, 37)

3.2- Bases Teóricas del Tratamiento

El tratamiento de la PKU es nutricional.(4, 13, 14, 23, 37, 39, 41, 45, 46)

La dieta debe planificarse de manera de mantener los niveles plasmáticos de FA dentro de niveles seguros, que, según el protocolo para Uruguay se consideran valores deseables aquellos menores a 4 mg/dl (240 µmol/l) (en mayores de 10 años, se acepta hasta 8 mg/dl, 480 µmol/l) (14)

Dado que la FA es un AA y que está presente en un 2.6 a 5% en las proteínas, rápidamente con una alimentación normal, se supera el nivel deseable. La base del tratamiento es, por tanto, la supresión de las proteínas naturales de la alimentación del niño desde los primeros días de vida. (23, 37)

Actualmente el tratamiento nutricional debe mantenerse toda la vida del individuo, de manera de evitar la acumulación de los productos tóxicos de degradación de la FA. (14, 23, 39, 40)

Hace algunos años se indicaba la interrupción de la dieta entre los 6 y 10 años de edad porque se consideraba que había finalizado la etapa de aprendizaje. Pero se vio que, al interrumpirla, comenzaba un deterioro intelectual progresivo y alteraciones de la conducta, así como también cambios en las neuroimágenes, lo que determinó que se implementara un cambio en los protocolos y se mantuviera el plan sin FA durante la vida adulta. (23, 37, 39, 40, 42, 43, 46)

Deberán evitarse por lo tanto: carnes roja y blanca, leche y sus derivados, huevos, edulcorantes en base a aspartamo; y limitarse: leguminosas, frutos secos y farináceos. (4, 14, 23, 37)
Esto determina una dieta hipoproteica lo que tiene como consecuencia una falla grave en el crecimiento y desarrollo del niño, de manera que debe

asegurarse el aporte de AA a partir de alimentos exentos de FA elaborados especialmente para estos pacientes.

Por otro lado, la propia FA –AA esencial- es indispensable para el adecuado crecimiento del niño, debiéndose asegurar un aporte suficiente para cada niño individualmente, de acuerdo a la actividad enzimática residual estimada en base a los niveles de fenilalaninemia. (23, 37)

Como se describió anteriormente, los niños pueden tener distintas formas de la enfermedad y por ende distinta "tolerancia" a las cantidades de FA que reciben. En la tabla N° 1 se puede apreciar los requerimientos de FA y Tir para diferentes edades para pacientes fenilcetonúricos.

En la evaluación del tratamiento nutricional no solo se debe tener en cuenta el control de FA y la evolución pondoestatural del niño, sino también se debe solicitar a la madre un registro de los alimentos consumidos los 3 días previos a la toma de la muestra de sangre. Con estos datos se calculará además de la cantidad de FA consumida, el aporte energético proteico y su distribución en el día.

También se evalúa si la selección de alimentos es correcta, si se seleccionó alguno no adecuado o si aparecen algunas dificultades tanto de índole culinaria como de adherencia por parte del paciente. (29)

Las necesidades calóricas y de lípidos, hidratos de carbono, vitaminas y minerales, coinciden con las de los niños de la misma edad sin PKU. (23)

Por otro lado, como se vio, la Tir es un AA producto del catabolismo normal de la FA. Es esencial para el normal crecimiento y deberá asegurarse un adecuado aporte a través de los preparados especiales. Se deberá controlar la tirosinemia por test bioquímicos. (14, 23, 29)

Tabla I: INGESTA MÍNIMA RECOMENDADA DE FENILALANINA Y TIROSINA EN PACIENTES CON FENILCETONURIA

EDAD	FA (mg/kg/d)	TIR (mg/kg/d)
0-3 meses	25-70	300-350
3-6 meses	20-45	300-350
6-9 meses	15-35	250-300
9-12 meses	10-35	250-300
	FA (mg/d)	TIR (mg/d)
1-4 años	200-400	1.72-3.00
4-7 años	210-450	2.25-3.50
7-11 años	120-250	2.55-4.00
11-19 años mujeres	250-700	3.45-5.00
11-19 años hombres	225-1200	3.38-6.50

Fuente: Importancia del conocimiento de la enfermedad Fenilcetonuria y su tratamiento, en los pacientes y su familia; Ivana González, 2004 (Adaptado de Bueno, M., 1999)

3.3- Protocolo

El protocolo aplicado por el Equipo de Tratamiento y Seguimiento, incluye lo correspondiente a evaluación paraclínica, tratamiento y seguimiento de los pacientes con PKU[4]:

3.3.1- Laboratorio

A partir de la incorporación al laboratorio de Pesquisa del Espectrómetro de Masa de Tandem se calcularon, en base a una muestra válida de más de 2000 controles, los valores de FA normales para nuestra población, estimándose un punto de corte de 49 µmol/l y una relación FA/Tir>3. Todos los valores de FA superiores se deben confirmar con una segunda muestra. De acuerdo al valor de FA obtenido y en base a la clasificación analizada anteriormente se determinará el plan de controles a seguir.

Los controles bioquímicos se realizarán en forma semanal los primeros 6 meses de vida y quincenal entre los 6 meses y los 2 años de edad. En los niños mayores de 2 años se realizarán controles mensuales.

---

[4] Elaborado por el Equipo de Tratamiento y Seguimiento del SNPN de Uruguay en base a bibliografía y consultas realizadas al Instituto de Nutrición y Tecnología de los Alimentos de Chile

Si alguno de los controles está por encima de 4mg/dl (240 µmol/l) en lactantes, se deberán aumentar los controles a una frecuencia semanal; o de 8 mg/dl (480 µmol/l) en escolares, controles quincenales.

Luego de los 10 años se acepta hasta 8mg/dL (480 µmol/l) el valor de FA en los controles.

Los controles bioquímicos: hemograma, proteinograma electroforético (albuminemia), ionograma (calcemia y fosfatemia), zinc, metabolismo del hierro, funcionalidad renal y hepática deberán realizarse anualmente.

Se deberá cuidar especialmente el descenso de tirosina ya que se asocia a retardo mental (aminoácido formador de T4) y falla en el crecimiento, por lo que se controlará el primer año de vida cada 3 meses y luego en forma anual.

En todos los casos en que el valor se mantiene por encima de 49 µmol/l y con una relación FA/Tir>3 se considera como positivo y se entra al niño al protocolo de seguimiento a evaluar de acuerdo a evolución de fenilalaninemia, al inicio semanal y si los valores no superan los 240 µmol/l, pasa a controles mensuales.

3.3.2- Otros estudios:
- Ecotransfontanelar.
- RMN
- Potenciales evocados visuales y auditivos y de Tronco Cerebral
- EEG

3.3.3- Toma de muestra

(Anexo 13.B)

- Tipo de muestra: gota de sangre en papel de filtro
- Sitio de punción: sangre de talón

- Requisitos del RN: el recién nacido debe tener más de 40hs de vida y haberse alimentado normalmente, PD o leche maternizada.

- Técnica de toma de muestra: el niño debe de estar en brazos de su madre, en posición vertical, con el pie colgando. Calentar la zona del talón friccionándolo o en caso de mucho frío con compresas tibias o baño de agua tibia. Limpiar el sitio de punción, puncionar una sola vez, con lanceta descartable que aporta el programa, y esperar que caiga la gota sobre el papel de filtro Watman S&S 903, recoger por lo menos 3 gotas. Si la gota cayó entera, atraviesa perfectamente el papel y tiene el mismo tamaño de los 2 lados se considera una muestra adecuada.

3.3.4- Tratamiento Nutricional

La terapia nutricional es la única terapia segura a la luz de los conocimientos actuales.

Al momento de planificar una dieta de exclusión es fundamental tener presente si el sustrato a excluir, es o no, indispensable. En el segundo caso es muy sencillo, se realiza una lista de los alimentos que lo contienen, conservando por lo demás una dieta equilibrada.

Dado que la FA es un aminoácido esencial, es decir que no es producido por el organismo del hombre, debe restringirse su ingesta pero no suprimirse.

Es necesario en estos casos recurrir a regímenes especiales basándose en mezclas de AA o hidrolizados de caseína desprovistos del AA controlado (FA). La FA se encuentra en los alimentos en una concentración aproximada del 4 al 6% del contenido proteico de los mismos, es decir que, aproximadamente:

1g de proteína natural contiene 50mg de FA.

Los requerimientos normalmente varían entre 250-500 mg/dl y los niveles plasmáticos varían dependiendo de la edad:
- niños menores de 10 años entre 2-4 mg/dl
- mayores de 10 años hasta 8 mg/dl

Las necesidades de FA en estos pacientes, serán las mínimas que permitan mantener niveles adecuados a la edad y un ritmo de crecimiento correcto.

Existe una gran variabilidad en cuanto a la tolerancia a la FA que depende del fenotipo del paciente, la ingesta espontánea del niño y su velocidad de crecimiento. La intercurrencia de enfermedades (fiebre, infecciones, alergias) aumenta los niveles de FA (por el catabolismo que implican, con liberación endógena de FA), de manera que, en estos períodos, se debe ingerir aún en menor cantidad del AA.

Esta misma situación se da cuando se administran las vacunas. Por ello un estricto control metabólico previo a los períodos de vacunación estipulados por los esquemas correspondientes para cada edad.

En las HFA benignas, el nivel plasmático dependerá del equilibrio entre la ingesta y la síntesis de proteínas.

El plan nutricional terapéutico dependerá entonces de los niveles plasmáticos de FA, para lo que se requiere un control frecuente por parte del médico tratante y el especialista en nutrición.

El tratamiento nutricional solo es efectivo, para la prevención del daño neurológico irreversible, si se inicia antes del mes de vida, idealmente entre los 10 y 20 días de vida del niño. Posteriormente aumenta progresivamente el daño neurológico, pero en todos los casos debe mantenerse la dieta durante toda la vida.

En términos generales, todo paciente con valores de FA > 4mg/dl (240 μmol/l) deberá realizar una alimentación limitada en proteínas naturales, suplementada con AA esenciales (triptofano, isoleucina, leucina, valina, lisina, histidina, treonina, arginina, metionina) exentos de FA y enriquecidos en tirosina, con aporte de nutrientes de acuerdo a la edad. (Anexo 13.H)

El tratamiento debe iniciarse una vez confirmado el diagnóstico y consistirá en alimentación con leche materna o maternizada y sustituto lácteo libre de FA. Debe asegurarse el suministro de tirosina, ya que en estos pacientes se convierte en un aminoácido esencial al estar afectada su vía metabólica.

De manera entonces que el aporte proteico, se realiza en base a preparados especiales que contengan todos los AA esenciales, excepto FA, y con alto contenido en tirosina, siendo el resto de su composición similar a otras fórmulas: 13-16g de prot/100g de polvo para neonato y lactantes. En niños mayores puede llegar a 25/60g prot/100g de polvo. Las recomendaciones nutricionales de acuerdo a la edad del paciente se especifican en la Tabla II:

Tabla II: RECOMENDACIÓN DE NUTRIENTES EN LAS HIPERFENILALANINEMIAS

edad (meses)	fenilalanina mg/kg	tirosina mg/kg	proteina g/kg	calorías cal/kg	líquidos ml/kg
0 > 3	20 – 70	300 350	3.5 - 3.0	145 - 95	160 – 135
3 < 6	20 – 45	300 350	3.5 - 3.0	145 - 95	160 – 120
6 < 9	15 – 35	250 300	3.0 - 2.5	135 - 80	145 – 125
9 < 12	10 – 35	250 300	3.0 - 2.5	135 - 80	135 – 120
años	mg/día	g/día	g/día	cal/día	ml/día
1 - 4	200 – 400	1.7 – 3.0	> 30	1.300	900-1800
4 - 7	210 – 450	2.2 – 3.5	> 35	1.700	1300-2300
7 - 11	220 – 500	2.5 – 4.0	> 40	2.400	1650-3300

Fuente: Curso de Diploma de Postgrado a distancia en Errores Innatos del Metabolismo 2009– INTA – Universidad de Chile

En suma, la dieta se estructura en base a tres puntos fundamentales (Tabla III):

a- aporte de FA en pequeñas cantidades de manera de cubrir los requerimientos mínimos de cada individuo a cada edad y de acuerdo a su tolerancia particular. Este componente se logra con el empleo de alimentos con proteínas de bajo valor biológico: frutas, verduras y algunos cereales en poca cantidad.

b- El aporte de sustituto proteico sin FA, que será el que aportará la mayor proporción de AA. Éstos reemplazarán a los alimentos con proteínas de alto valor biológico como la carne, la leche y los huevos.

c- El aporte de alimentos con alta densidad calórica y libre de FA como los dulces, el azúcar, la miel, los almidones, los aceites y mantecas y margarinas.
(Anexo 13.I)

Tradicionalmente se suspendía la leche materna y se alimentaba exclusivamente con sustituto bajo en FA o sin ella, solo o en combinación con fórmula láctea convencional.
Recientemente se ha demostrado que el amamantamiento es adecuado para los pacientes PKU, ya que el contenido de FA de la leche materna es significativamente menor al de la leche de vaca (47mg y 195mg/100ml respectivamente). Además la leche materna aporta nucleótidos mejorando la biodisponibilidad proteica logrando un excelente balance metabólico. Se ha demostrado que los niños que recibieron desde el nacimiento leche materna desarrollan un mejor coeficiente intelectual que los niños alimentados con fórmulas para lactantes. A su vez cabe destacar todas las ventajas sobre la madre y el niño sobre la promoción de la lactancia materna, especialmente la mejora del vínculo madre-hijo en este tipo de pacientes.

La forma ampliamente fomentada por los distintos protocolos con el fin de mantener la lactancia materna, pero a su vez asegurar el correcto aporte y la toma completa del suplemento especial es, ofrecer éste en primer lugar completando la lactada, luego con PD.

Dependiendo de cada caso en particular (características especiales de la madre, del bebé o del entorno familiar), puede recomendarse la alimentación combinando la fórmula y la LM en forma conjunta en la misma lactada. Esto se logra en forma práctica y sencilla para la madre, empleando una sonda conectada al biberón y colocada en la boca del bebé en conjunto con el pezón (Anexo 13.O).

Tabla III: APROXIMACIÓN TEÓRICA A LA ALIMENTACIÓN DE PACIENTES FENILCETONÚRICOS [5]

EDAD	0-3 m	3-6 m	6-12 m	1-3 a	3-6 a	6-10 a	10-15 a	>15 a
FENOTIPOS								
SEVERO								
PAVB g/24h	máx 5	máx 5	máx 5-6	máx 5-6	máx 5-6	máx 5-6	máx 5-6	máx 5
FA mg/k/d	(50-35)	(35-28)	(28-20)	(20-15)	(<10)			
Fórmula g/k/d	2,5-3	2,5-3	2,5-3	2,5-3	2	2	1,7-2	1,5-1,7
PBVB g/24h	no	no	libres	libres	libres	libres	libres	libres
FA mg/dl	<6	<6	<6	<6	<6	<8	<8	<8
MODERADO								
PAVB g/24h	máx 5	máx 5	máx 5-6	máx 6-7	máx 7-8	máx 8-9	máx 8-10	máx 8-10
FA mg/k/d	(50-35)	(35-28)	(28-20)	(20-15)	(<15)	(<10)	(<10)	(<10)
Fórmula g/k/d	2,5-3	2,5-3	2,5-3	2,5-3	2	2	1,7-2	1,5-1,7
PBVB g/24h	no	no	libres	libres	libres	libres	libres	libres
FA mg/dl	<6	<6	<6	<6	<6	<8	<8	<8
LEVE								
PAVB g/24h	máx 5	máx 6-7	máx 7-8	máx 8-12	máx 12-20	máx 12-20	máx 12-20	máx 12-20
FA mg/k/d	(50-35)	(50-40)	(40-35)	(40-50)				
Fórmula g/k/d	2,5-3	2,5-3	2-2,5	2	2	2	1,7-2	1,7-2
PBVB g/24h	no	no	libres	libres	libres	libres	libres	libres
FA mg/dl	<6	<6	<6	<6	<6	<8	<8	<8
MUY LEVE								
PAVB g/24h	1,5g/k/d	1,5g/k/d	1,5g/k/d	1,5g/k/d	30g máx	40 g máx	40 g máx	50g máx
FA mg/k/d								
Fórmula g/k/d	1,5g/k/d	1,5g/k/d	1,5g/k/d	1,5g/k/d	1,5g/k/d	1g/k/d	1g/k/d	0,7 g/k/d
PBVB g/24h	no	no	libres	libres	libres	libres	libres	libres
FA mg/dl	<6	<6	<6	<6	<6	<8	<8	<8

Fuente: Protocolo de tratamiento de las hiperfenilalaninemias; Unidad de Enf Metab; Hosp. Ramón y Cajal. Madrid
Modificado por Equipo Multidisciplinario de EIM, SNPN, Uruguay

---

[5] PAVB: proteínas de alto valor biológico
PBVB: proteínas de bajo valor biológico

Esquema de tratamiento nutricional del lactante alimentado a pecho directo, de acuerdo a nivel de FA:

- FA 360-540 umol/l (6-9mg/dl):

Fórmula sin FA 30ml 3/d

Lactancia materna a demanda

- FA 540-780 umol/l (9-13mg/dl):

Fórmula sin FA 30ml 5/d

Lactancia materna a demanda

- FA 780-1800 umol/l (13-30mg/dl):

Suspender LM 1-3 días

Fórmula sin FA 150-200 ml/kg peso/d 1-3 días

Continuar con:

Fórmula sin FA 45ml 5/d

Lactancia materna a demanda

- FA > 1800 umol/l (>30mg/dl):

Suspender LM 3-5 días

Fórmula sin FA 150-200 ml/kg peso/d 3-5 días

Continuar con:

Fórmula sin FA 60ml 5/d

Lactancia materna a demanda

Esquema de tratamiento nutricional del lactante alimentado con leche maternizada, de acuerdo a nivel de FA:

- FA 360-540 umol/l (6-9mg/dl):

Fórmula sin FA 30ml 3/d

Fórmula de inicio, hasta 150 ml/kg/d

- **FA 540-780 umol/l (9-13mg/dl):**

Fórmula sin FA 30ml 5/d

Fórmula de inicio, hasta 150 ml/kg/d

- **FA 780-1800 umol/l (13-30mg/dl):**

Suspender leche maternizada 1-3 días

Fórmula sin FA 150-200 ml/kg peso/d 1-3 días

Continuar con:

Fórmula sin FA 45ml 5/d

Fórmula de inicio, hasta 150 ml/kg/d

- **FA > 1800 umol/l (>30mg/dl):**

Suspender leche maternizada 3-5 días

Fórmula sin FA 150-200 ml/kg peso/d 3-5 días

Continuar con:

Fórmula sin FA 60ml 5/d

Fórmula de inicio, hasta 150 ml/kg/d

Introducción de la alimentación complementaria:

Debe seguir el mismo esquema en cuanto a edad y ritmo de introducción de los alimentos que en cualquier niño.

En términos generales en el agregado de frutas, verduras y tubérculos, pude seguir las pautas de alimentación del lactante teniendo presente limitar aquellos vegetales con mayor contenido de FA. (Tabla IV)

Tabla IV: TABLA DE VERDURAS Y FRUTAS SEGÚN SU CONTENIDO DE FENILALANINA

	PESO (gr)	MEDIDA CASERA	FA (mg)
ACELGA	39	1 taza	43
ARVEJA	56	1 taza	112
BERENJENA	56	1 taza	22
BRÓCOLI	44	1 taza	40
CHOCLO	58	1 taza	87
ESPINACA	39	1 taza	51
HABAS	50	1 taza	190
PAPA	62	1 taza	53
REMOLACHA	53	1 taza	16
TOMATE	45	1 unidad	53
ZANAHORIA	25	1 taza	8
ZAPALLO	57	1 taza	23
ANANÁ en conserva	80	1 rodaja	8
BANANA	60	½ unidad	24
CIRUELA	65	1 taza	13
COCO	5	1 cucharada	18
DURAZNO	65	1 unidad	28
FRUTILLA	68	1 taza	14
HIGO	40	1 unidad	8
KIWI	50	1 unidad	20
MANZANA	100	1 unidad	10
NARANJA	60	½ unidad	18
PERA	100	1 unidad	10
TANJERINA	100	1 unidad	20
UVA	125	20 unidad	30

Fuente: Tabla de Alimentos en Chile según su Contenido en FA; Lic. en Nutrición Verónica Cornejo; Santiago de Chile, Agosto 2005

A los 6 meses, los fenotipos severo y moderado, toleran alrededor de 28mg FA/k/d, lo que equivale a 5 – 6g PAVB/d, mientras que los tipos leve y muy leve toleran hasta 40 – 50 mg/k/d de FA, 8 – 9 g PAVB/d.

Para estos casos se recomienda:

- fórmula adaptada repartidos en varias tomas (Anexo 13.H)
- las PBVB contenidas en frutas, verduras y almidón de maíz, pueden no contabilizarse en cuanto al aporte de FA, si los niveles en sangre se mantienen por debajo de 360 µmol/l o 6 mg/dl.

A partir de los 12 meses en que se amplía la dieta, debe asegurarse el consumo de proteínas de acuerdo a los requerimientos de los niños a cada edad. Es posible que sea necesario la complementación con preparados (harina aproteica y leche modificada) de AA sin FA. En los casos severos y moderados la tolerancia es similar a los niños menores, pero en los casos leves y muy leves pueden tolerar hasta 9 – 10g PAVB/d suministradas en base a leche, cereales, legumbres, yema de huevo y/o yogur, debiéndose realizar un estricto control de los niveles de FA.

En episodios de patologías intercurrentes, en todos los casos el aporte de FA proveniente de PAVB debe ser 0, manteniéndose una alimentación en base a frutas y verduras.

En la embarazada debe mantenerse niveles de FA < 2mg/dl (<120 µmol/l) con el fin de evitar el daño del feto, dado que la placenta presenta un transporte activo de FA concentrándose hasta 8 – 10 veces la FA en el feto con respecto al valor de la madre. Por lo que 3 meses antes de la concepción debe corregirse la alimentación y lograrse un estricto control metabólico, asegurando niveles adecuados de FA fundamentalmente en las primeras 8 – 12 semanas de gestación, dado que es el período de desarrollo neurológico.

Es así que, el aporte de FA, no solo depende del tipo fenotípico, sino que debe ser individualizado y replanificado para cada etapa de la vida y situación clínica del paciente.

El plan nutricional debe contemplar el aporte de calorías y proteínas necesarias para asegurar un balance metabólico positivo que permita un adecuado crecimiento, para lo que pueden usarse polímeros de glucosa y lípidos.

La limitación del aporte proteico determina que se deba prestar especial cuidado a ciertos aspectos del plan nutricional:

- Se debe asegurar el aporte calórico adecuado de manera de evitar la utilización de las proteínas corporales como fuente energética. Este hecho determina además, la liberación endógena de FA, alterando el control metabólico. Por este motivo deben evitarse además lo ayunos prolongados.

- El aporte proteico debe provenir de variadas fuentes (legumbres, cereales, pastas, arroz) de manera de proveer de un amplio espectro de AA y facilitar la síntesis proteica. Si la tolerancia lo permitiera, -formas de presentación leves-, puede evaluarse la posibilidad de agregar

- Proteínas de alto valor biológico que mejoren la calidad de la dieta. (35)

- Se debe vigilar los déficit secundarios a dietas muy pobres en proteínas, vitaminas (B12, niacina, ácido fólico), oligoelementos (calcio, zinc, hierro, selenio) y ácidos grasos de cadena larga poliinsaturados.

Del resto de los aportes, 55% serán hidratos de carbono y 30% lípidos, dependiendo de la evaluación de cada situación en particular.

En la última década se ha podido demostrar que en PKU bajo tratamiento dietético, existen deficiencias de ácidos grasos esenciales (linolénico) y oligoelementos (selenio). Por este motivo es que debe realizarse control clínico y bioquímico que permita identificar esta situación. Por este motivo, los preparados diseñados especialmente para esta enfermedad están enriquecidos en ácidos grasos poliinsaturados y micronutrientes. (Anexo 13.H) A pesar de esto puede ser necesaria la suplementación de alguno de estos nutrientes.

Es evidente que el paciente fenilcetonúrico necesita del resto de los AA esenciales y no esenciales para su adecuado desarrollo y crecimiento. Es por ello que se han elaborado preparados especiales compuestos por hidratos de carbono, grasas, oligoelementos, vitaminas y todos los AA (esenciales – excepto FA- y no esenciales). Existen en el mercado polvo para reconstitución líquida que se emplean como leche, jugos, gelatinas, además de harina, fideos y galletitas. El SNPN asegura el aporte de polvos para reconstitución de leche en 3 variedades distintas de acuerdo a la edad del paciente y de harina aproteica en forma gratuita.

Fórmula para lactantes hasta 2 años:

Por 100 g de producto:
- ► Energía: 475 kcal
- ► Equivalente proteico (g): 13
- ► AA totales (g): 15.5
- ► Carbohidratos (g): 54
- ► Lípidos (g): 23

Fórmula para niños de 2 a 8 años:

Por 100 g de producto:
- ► Energía: 309 kcal
- ► Equivalente proteico (g): 25
- ► AA totales (g): 30
- ► Carbohidratos (g): 51
- ► Lípidos (g): <0.5

Fórmula para niños mayores, adolescentes y adultos:

Por 100 g de producto:
- ► Energía: 297 kcal
- ► Equivalente proteico (g): 39
- ► AA totales (g): 47
- ► Carbohidratos (g): 34
- ► Lípidos (g): <0.5

(Anexo 13.H)

Con respecto al consumo de alimentos se aplica el Esquema del Semáforo:

- Prohibido
- Controlado
- Libre

Alimentos muy limitados que aportan entre 500-1000mg FA/100mg

- Carne de cerdo, vaca, pollo y pescado
- Cebada, avena, centeno, trigo y todos los productos panificados,
- Frutos secos,
- Huevo,
- Leche, yogur, crema de leche, manteca, queso
- Leguminosas, lentejas, arvejas, garbanzos, soya y sus derivados
- Aspartamo y productos edulcorados artificialmente con "edulcorante artificial E951"

Alimentos que deben controlarse y aportan entre 100-500mg/100g

- Arroz, sémola, fideos, papa (puré de papas instantáneo), boniato
- Arvejas frescas y enlatadas, choclo en grano y en crema,
- Espinaca, espárragos, brócoli, repollitos de Bruselas
- Maracuyá, banana, palta
- Coco, gelatina, cerealitos (copos),
- Sopas cremas,
- Salsa de soja

Alimentos con bajo contenido de FA

- Frutas frescas o en almíbar (todas, excepto las mencionadas en el apartado anterior), jugos de frutas
- Verduras frescas (excepto las mencionadas anteriormente)
- Almidón puro de trigo, almidón de maicena, harina de mandioca, tapioca
- Margarinas vegetales
- Café, té, yerba mate no saborizados
- Levadura

Alimentos libres de FA

- Azúcar, azúcar morena, azúcar impalpable, golosinas, miel de abejas, mermeladas, jaleas, maltodextrina
- Esencias y colorantes (vainilla, menta, almendra)
- Sal, pimienta, vinagre, curry
- Aceite, mostaza, ketchup
- Bebidas hidratantes
- Gaseosas y refrescos no light

(Anexo 13.I) (Tabla IV)

3.3.5- Pauta de Seguimiento Clínico

Una vez confirmado el diagnóstico de PKU o HFA, el control y seguimiento debe estar a cargo de equipo multidisciplinario integrado por neuropediatra, pediatra, licenciada en nutrición y/o nutriólogo, licenciada en enfermería, trabajador social y psicólogo, genetista, en coordinación con el pediatra tratante.

El diagnóstico precoz y un programa integral de seguimiento permiten prevenir el retardo mental y promover el desarrollo normal en los pacientes con hiperfenilalaninemia o PKU.

Frecuencia de controles clínicos:

a- En caso de PKU:
- semanal hasta los 6 meses
- quincenal entre los 6 meses y los 2 años
- mensual hasta los 6 años
- cada 2 - 3 meses entre los 6 y 10 años
- semestral en mayores de 10 años
- en la adolescencia suelen ser frecuentes las transgresiones y pueden ser necesarios controles más frecuentes.

b- En HFA benigna:
- Dependerá de los controles de laboratorio.

Evaluación nutricional

La evaluación nutricional debe incluir:
- Antropometría
- Cálculo de requerimientos calóricos y de macro y micronutrientes
- Mantener FA plasmática en niveles normales ya establecidos a través de ajustes periódicos de la dieta
- Asegurarse un buen estado general y un adecuado ritmo de crecimiento y desarrollo
- Recordatorio de ingestas de 24hs los 3 días previos a la toma de la muestra para FA plasmática y 3 días ajenos a dicha toma
- Densitometría ósea ya que se trata de una dieta de "riesgo" de osteopenia/osteoporosis

Evaluación psicológica

Con el fin de obtener datos comparables a nivel internacional, se emplean los tests psicométricos[6]:

- Test de Bayley a los 4, 6, 8 y 12 meses y luego una vez al año hasta los 3 años
- WISC-R o Weschler en mayores de 3 años, una vez al año

3.4- Aproximación a los conceptos de costo-efectividad y costo-beneficio en los pacientes portadores de Fenilcetonuria

La OMS definió en 1948, salud, como *el completo estado de bienestar físico, mental y social* (15), dejando atrás conceptos simplistas como salud sinónimo de ausencia de enfermedad. Marilyn Bergner define el estado de salud por 5 parámetros:

1) características genéticas, que sustenta el resto;
2) características bioquímicas, anatómicas y fisiológicas asociadas con la enfermedad y el *handicap*;
3) estado funcional o actividades cotidianas;
4) estado mental;
5) potencial de salud, en lo que hace referencia a la expectativa de vida y al pronóstico de enfermedad y/o incapacidad. (16)

---

[6] *Test de Bayley*: ha sido diseñado para proporcionar una triple base de evaluación del desarrollo relativo del niño en los primeros 36 meses de vida. La escala mental evalúa la agudeza sensorio-perceptiva, la discriminación y la capacidad de respuesta a estímulos; la adquisición temprana de la "constancia del objeto" y de la memoria, aprendizaje y capacidad de resolución de problemas; las vocalizaciones al comienzo de la comunicación verbal; la capacidad temprana para generalizar y clasificar, base del pensamiento abstracto. La escala de psicomotricidad, proporciona una medida del grado del control del cuerpo, la coordinación de los músculos grandes y la habilidad manipulativa de manos y dedos. El registro del comportamiento se completa después de la aplicación de las escalas mentales y de psicomotricidad. Este registro ayuda a evaluar la naturaleza de las orientaciones sociales y objetivas del niño hacia su entorno expresadas en actitudes, intereses, emociones, energía, actividad y tendencias de aproximación.
Test WISC-R o Weschler: mide distintas habilidades agrupadas en 2 grupos: verbal, que a su vez tiene 6 subgrupos (información, semejanza, aritmética, vocabulario, comprensión, retención de dígitos) y manual, con 5 subgrupos (completado de figuras, ordenación de historias, cubos, ensamblaje, claves). Esta técnica entrega un resultado global de coeficiente intelectual (CI) cuyo rango de normalidad se encuentra en valores de 90 a 110.

La evaluación del estado funcional se emplea en estudios de impacto sobre la comunidad y en evaluaciones económicas. En este aspecto, las discapacidades, congénitas o adquiridas, además de conducir a dificultades en las funciones de la vida diaria, limitan las actividades familiares y sociales. (15)

La OMS define en este sentido:
- a- *deficiencia*: pérdida de la función psicológica, fisiológica o anatómica, ej: RM;
- b- *discapacidad*: toda restricción, resultante de una deficiencia, para desarrollar una actividad considerada normal;
- c- *minusvalía*: desventaja de un individuo como resultado de una deficiencia o una discapacidad. (15)

Los indicadores clásicos del estado de salud eran la morbilidad y la mortalidad (16), pero en base a los nuevos conceptos de salud se han ido desarrollando nuevos indicadores, como la Calidad de Vida, que evalúa aspectos cuali y cuantitativos y tienen su origen en el método de Karnofsky. (16, 17)

La OMS define entonces, en 1995, la calidad de vida, como la percepción del individuo sobre su vida en el contexto de la cultura y del sistema de valores en el que vive, con respecto a sus metas, expectativas, normas y preocupaciones. (16, 17) Este concepto implica una carga variable de subjetividad y requiere métodos de evaluación válidos, reproducibles y confiables. Para ello la OMS constituye el Grupo de Calidad de Vida que, con un enfoque transcultural desarrolla el método World Health Organization Quality Of Life (WHOQOL: Organización Mundial de la Salud Calidad de Vida). (17) Este método consiste en 100 preguntas divididas en 6 tópicos principales: físico, psicológico, nivel de independencia, relaciones sociales, medio ambiente y espiritualidad/religión/creencias personales. (17)

La incidencia estimada de HC es de 1:2000 a 1:4.000. En Uruguay, desde el comienzo de la PN, 1990, al 2007, se estudiaron 715.960 muestras y se determinó una incidencia de 1/1978. (3)

Por cada niño que se detecta con HC en Uruguay, el costo es de 10.000U$S, mientras que el costo estimado para el país de un individuo con retardo mental que viva 60 años es de 140.000U$S. (2)

Según Pollit et al, con el Espectrómetro de Masa de Tandem (Anexo 13.D) los costos por muestras se reducen notoriamente dado que permite el diagnóstico de 20 EIM (1.30 $U/50.000 muestras/año). Esto representa un costo estimado de 4.500$U/niño diagnosticado. (26) Cittam consultores (Centro de Investigación en Economía y Gestión de la Salud), concluye, con respecto al estudio de los EIM que, la pesquisa de PKU e HC es costo-efectiva, destacando que debe cubrirse ampliamente a la población. (26)

De acuerdo a datos recabados en el laboratorio del BPS y en el sector administrativo de la misma Institución, el costo de la determinación por Espectrómetro de Masa es de 0.1U$S, mientras que la internación de un paciente con alteraciones psiquiátricas en una Institución especializada implica un costo de 300U$S por mes.

3.4.1- Impacto a nivel familiar

Las enfermedades crónicas, como la fenilcetonuria, exigen un contacto continuado con el equipo de salud y una convivencia con "la enfermedad", que llevan a una reorganización de la vida cotidiana. (29) No solo se altera la organización doméstica, sino el juego de roles que modifica la dinámica familiar y su relación con el entorno cercano (familia ampliada, barrio) y el social. (29)
A su vez, las estrategias desarrolladas para enfrentar una situación de enfermedad crónica, tienen que ver con la organización social y el nivel cultural de esa familia (14, 29)

Cuando la enfermedad es diagnosticada, dependerá mucho de las circunstancias del diagnóstico la respuesta en los padres.

Si se trata de un diagnóstico prenatal, encuentra a los padres desprevenidos y frente a un niño de aspecto sano, en quien el profesional pone un rótulo de enfermo. (29)

Sin embargo, cuando el diagnóstico se establece en un niño con las consecuencias propias de una enfermedad diagnosticada tardíamente y por ende no tratada, esos padres reconocen a su hijo como enfermo, solo resta colocarle el nombre a su padecimiento. (Anexo 13.J)

Cuando el enfermo es niño o adolescente, la familia debe asumir un protagonismo muy marcado en el control y tratamiento del niño. Si el niño no acepta lo indicado por el equipo médico, puede llevarlo bruscamente a la aparición de graves consecuencias. El niño debe ser observado y controlado en todo momento, lo que determina y agotamiento familiar y un hostigamiento hacia el mismo. (29)

En general las exigencias del cuidado del enfermo y de la gestión de la enfermedad, se agregan al rol materno entrando en conflicto con su desempeño en los otro roles dentro y fuera de la familia. (29)

Otro aspecto a tener en cuenta en cuanto a la repercusión familiar, es, la posibilidad de realizar un consejo genético. Es decir, al establecer el diagnostico etiopatogénico adecuado, es posible precisar los riesgos que se pueden evitar y las medidas terapéuticas precoces que deberán aplicarse. (14)

En el caso de la PKU, en que la transmisión genética es autosómica recesiva, se deberá explicar a los padres que tienen un 25% de posibilidades de tener otro hijo con igual patología; (14) teniendo en cuenta que en casos de consanguinidad entre los padres, las probabilidades aumentan. (14)

3.4.2- Impacto a nivel personal

A diferencia de la enfermedad aguda, la enfermedad crónica tiene consecuencias serias en la organización de la vida de la persona. (29)

Si se trata de un individuo con RM el costo personal es invaluable ya que estará imposibilitado de desarrollarse en todos los ámbitos: cultural, social y laboral. (15)

Cuando la enfermedad es diagnosticada a tiempo y adecuadamente tratada, implica para el individuo una "rutinización" de su vida. Debe incorporar a la vida diaria un conjunto de conocimientos y prácticas como la implementación de la dieta, la preparación de las comidas, el cálculo de cantidades de FA de los alimentos, la incorporación de alimentos sustitutos y los controles médicos.(29,30)

Generalmente, la relación que se establece entre madre e hijo es muy estrecha y se determina una sobreprotección ante la imagen de vulnerabilidad de ese hijo enfermo. (29)

4- HIPÓTESIS

La detección precoz de PKU y su tratamiento nutricional adecuado mejoran la calidad de vida y evitan los trastornos del desarrollo permitiendo que el niño logre un crecimiento y desarrollo apropiado.

Es imponderable la riqueza de tener un niño sano.

5- OBJETIVO

Contribuir a la construcción de conocimiento y la experiencia clínica sobre la fenilcetonuria, su identificación, tratamiento y seguimiento, con la finalidad de que el equipo de salud esté capacitado, informado y sensibilizado y sea promotor del mismo logrando que el Estado continué apoyando no solo al SNPN sino la continuidad del tratamiento de la enfermedad.

6- MATERIAL Y MÉTODO

La implementación del Proyecto requirió desarrollar un proceso de trabajo sistemático e independiente entre los distintos equipos, orientado a dar cumplimiento a las metas propuestas en el taller inicial.

En cuanto al trabajo en particular del Equipo de Normalización y Terapéutica, éste se abocó a la confección del Protocolo de Tratamiento y Seguimiento, a la captación de los pacientes portadores de la patología ya conocidos y la conformación del Equipo Multidisciplinario de Tratamiento y Seguimiento.

Se revisaron, entonces, las Historias Clínicas de los pacientes portadores de Fenilcetonuria que ingresaron a tratamiento en el Equipo luego de su conformación en el año 2007.

Entre las preguntas más relevantes para contestarnos, consideramos:

- ¿Se ha contribuido significativamente a resolver el problema que dio origen al Programa?
- ¿Los receptores de las actividades que genera el Programa han resultado realmente beneficiados?
- ¿Los beneficios recibidos por los participantes son los que se había propuesto lograr el Programa o son otros no previstos?
- ¿Los beneficios están llegando a la población que se pretende atender?
- ¿Los usuarios del Programa están satisfechos con las actividades y resultados?
- ¿Los beneficiarios han experimentado un mejoramiento significativo en su condición-problema inicial, como consecuencia de su participación en el Programa?

A través de las reuniones y desarrollo de grupos focales los participantes del Proyecto han aprendido nuevas habilidades para el monitoreo y la evaluación y se han enfrentado al desafío de examinar diferentes formas de realizarlo. Se trabajó en el empoderamiento de los actores.

Para la confección del Protocolo y la evaluación del proyecto se realizó una revisión bibliográfica en las bases de datos: scholar Google, Medline, Cochrane.

Se contactó a la Doctora Erna Raimann y la Licenciada en Nutrición Verónica Cornejo del INTA (Instituto de Nutrición y Tecnología de los Alimentos), Chile, quienes aportaron invalorables datos y trabajos para la elaboración del protocolo de tratamiento y seguimiento.

Se realizó, por lo tanto, la recolección de información cuantitativa importante, pero también se priorizó la recolección de información cualitativa, que describe los procedimientos utilizados al realizar cada tipo de actividad.

La metodología seguida incluyó la identificación de problemas de implementación, pero enfatizó sobre todo el desarrollo de lecciones aprendidas basadas tanto en aspectos problemáticos como en logros exitosos dentro del proceso de implementación del Proyecto. Asimismo se tuvo como propósito obtener insumos que permitan elaborar lineamientos estratégicos para futuros trabajos sobre este tema y en estos ámbitos, teniendo en cuenta la Interculturalidad, la abogacía y ejercicio de los derechos de salud por parte de la población.

Se decidió entonces dar prioridad a la utilización de herramientas cualitativas que resultan más apropiadas para entender y evaluar los procesos sociales y comportamientos organizacionales. En este sentido se utilizaron los grupos focales, las entrevistas a informantes clave, la observación participante, la observación directa entre otros. Las principales ventajas de las técnicas cualitativas son su flexibilidad, su rapidez en la recolección y procesamiento de la información y su capacidad para mejorar las conclusiones de una evaluación mediante el aporte de un conocimiento más preciso de las prioridades y las percepciones del usuario.

Durante el trabajo de campo se desarrollaron los instrumentos de recolección de información, se identificaron las fuentes y técnicas de recolección de datos y se concluyó la muestra de lugares para la recolección de información y de personas a encuestar.

Se planificó la realización de entrevista a las autoridades e informantes calificados vía correo electrónico. (Anexo 13.K)

Para la evaluación del nivel de satisfacción de los beneficiarios del Programa, se realizó entrevista personal mediante cuestionario, a los familiares de los niños incluidos en el programa. (Anexo 13.J)

7- PROCEDIMIENTO

En el año 2007, luego de constituidos los distintos grupos de trabajo, comienza a coordinarse y desarrollar pautas el grupo llamado "Tratamiento y Seguimiento", integrado por: bioquímico, neuropediatra, genetista, gastroenterólogo experto en soporte nutricional, pediatra, licenciado en psicólogía y asistente social, incorporándose en el proceso, licenciado en nutrición.

Las etapas planteadas y que fueron llevándose a cabo fueron:

1ª – Taller inicial en el MSP con convocatoria a todos los organismos involucrados, planteamiento de la situación y conformación de equipos de trabajo, de acuerdo a lo especificado anteriormente.

2ª – Consolidación a través de reuniones programadas y periódicas del Equipo de Trabajo de Normativas y Terapéutica

3ª - Recopilación de datos de Incidencia Mundial y Regional, estimación de incidencia esperada para el país, revisión de protocolos aplicados a nivel internacional

4ª – Elaboración el Protocolo para el país Este equipo en conjunto con el de Laboratorio elabora, además, el Manual para Padres, que será entregado en las maternidades para una amplia clara difusión de por qué y para qué la punción del talón del RN. (Anexo 13.G)

5ª – Compra de Sustituto de la Leche libre de FA y de harina aproteica

6ª – Citación de los pacientes conocidos hasta el momento, revisión de sus historias, evaluación de la alimentación que realizaban con corrección de la misma en caso de ser necesaria. Seguimiento de los mismos.

7ª – Control y seguimiento de los niños que comienzan a ser diagnosticados a través de la pesquisa.

Con la solicitud de compra de leche y harina aproteicas, y luego de valorada la situación de los casos conocidos, se realiza los cálculos y las indicaciones de uso de las mismas, con la entrega de recetarios e ideas para la alimentación de los chicos.

Personal técnico entrenado del laboratorio de Pesquisa del BPS, visitó las maternidades de referencia en distintos puntos del país, con el fin de realizar el adiestramiento de líderes de opinión y multiplicadores locales.

En los primeros meses de comenzada la Pesquisa se realizó un taller de alcance nacional, al que fueron invitados representantes de las maternidades de todas las instituciones de asistencia médica pública y privada.
El mismo estuvo guiado por los técnicos integrantes del SNPN y se desarrolló en dos etapas: la primera en base a conferencias acerca del SNPN, de las patologías a pesquisar y de la metodología de recolección de muestras y de envío de las mismas (Anexos 13.A y 13.B).
En una segunda etapa, se formaron grupos de trabajo en el que se discutió la metodología planteada, se evacuaron consultas y se recabaron situaciones problemas de cada caso en particular.

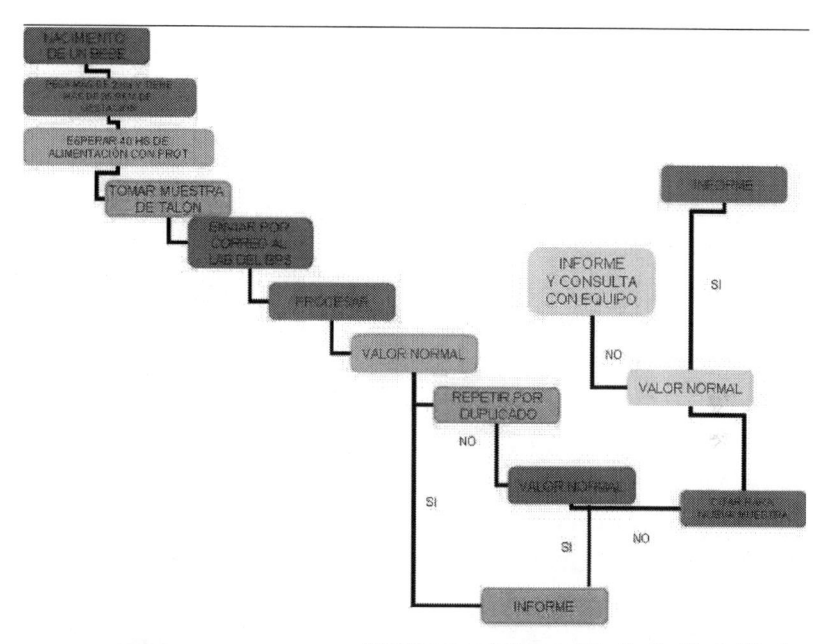

Algoritmo diagnóstico en el Recién Nacido de Término

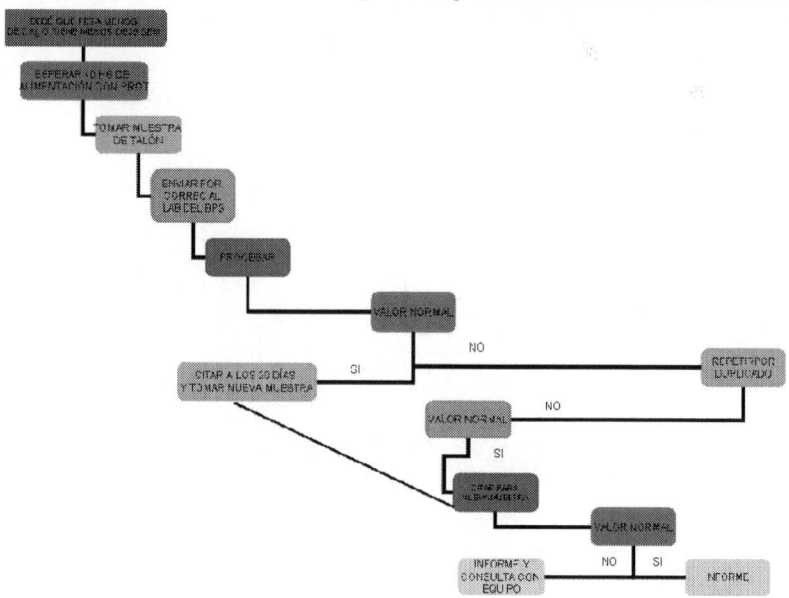

Algoritmo diagnóstico en el Recién Nacido Pretérmino

8- RESULTADOS

Desde junio del 2007 a setiembre de 2009 se evaluaron 85.514 muestras para HSC, confirmándose 12 casos, estimándose por lo tanto una incidencia para nuestra población de 1/7.126 RN.

Para PKU se testearon 52.333 muestras confirmándose 4 HFA benignas y 3 PKU clásicas, resultando en una incidencia global de hiperfenilalaninemias de 1/7.476 RN y para PKU en particular de 1/17.440 RN.

Estos valores de incidencia deberán corroborarse luego de un período más prolongado desde la puesta en marcha de la Pesquisa.

Además el estudio por Espectrómetro de Masa detectó un caso de defecto de β-oxidación de ácidos grasos de cadena media y un caso de academia metilmalónica.

Se presentan a continuación los resultados del laboratorio del SNPN desde su implementación al mes de Octubre 2009.

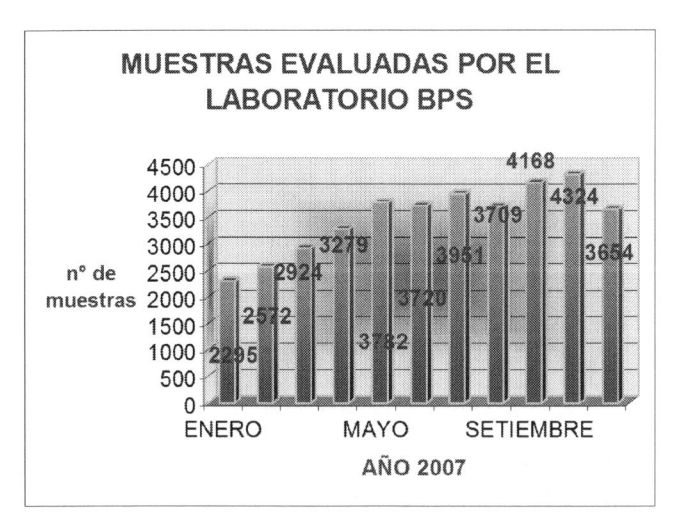

MUESTRAS EVALUADAS POR EL LABORATORIO BPS

n° de muestras

ENERO	MAYO	SETIEMBRE
2295	3782	4168
2572	3720	4324
2924	3951	3654
3279	3709	

AÑO 2007

Datos suministrados por el laboratorio de Pesquisa del BPS

	AÑO 2007											AÑO 2008
	ENE	FEB	MAR	ABR	MAY	JUN	JUL	AGO	SET	OCT	NOV	TOTAL
	0	0	0	0	82	121	86	101	86	100	93	81
CANELONES	317	141	106	202	141	261	196	197	214	209	246	222
CERRO LARGO	149	103	91	120	122	107	121	113	105	135	139	103
COLONIA	1012	117	123	135	128	131	113	154	104	133	161	112
DURAZNO	193	53	64	66	83	74	78	65	81	81	66	65
FLORES	14	2	21	25	27	23	16	24	25	30	30	30
FLORIDA	13	55	40	70	74	77	85	73	41	90	70	69
LAVALLEJA	23	62	60	78	60	73	56	52	55	78	62	43
MALDONADO	329	168	185	201	217	226	179	195	207	201	222	190
MONTEVIDEO	2261	571	927	1083	1254	1634	1863	1994	1893	2037	2152	1696
PAYSANDÚ	328	142	140	183	148	153	130	152	126	173	164	134
RIO NEGRO	255	75	79	68	99	92	86	77	76	113	89	57
RIVERA	218	148	109	138	145	146	125	128	156	145	111	129
ROCHA	70	52	49	40	63	53	59	74	56	86	82	65
SALTO	393	177	235	162	192	224	191	175	179	212	219	181
SAN JOSE	394	98	71	62	93	87	55	73	68	66	97	62
SORIANO	598	131	93	109	134	120	100	109	100	110	119	106
TACUAREMBO	414	119	117	140	140	118	118	145	92	137	155	113
TREINTA Y TRES	119	59	60	59	69	62	63	51	42	85	68	64
	7110	2294	2575	2921	3279	3782	3720	3950	3706	4200	4324	3654	45515

Muestras enviadas al laboratorio por departamento. Datos suministrados por el laboratorio de Pesquisa del BPS

En el 2007 es enviada al equipo una adolescente, en quien recientemente se había establecido el diagnóstico de PKU, siendo incluida en el protocolo. (Caso 2, en Casos Conocidos).

En enero del 2009, el SNPN detecta el 1° niño con PKU nacido desde la inclusión de su detección al sistema, habiéndose diagnosticado previamente tres casos de Hiperfenilalaninemia Benigna, que también fueron evaluados y controlados por el Equipo, que se describen a continuación.

Al cierre del presente trabajo se pesquisan y se envían al Equipo un caso de HFA y otros 2 casos de PKU, no incluyéndose su descripción por ser de reciente diagnóstico y no contar aún con datos evolutivos, solo cabe señalar que fueron captados precozmente y comenzaron a seguir las pautas del protocolo.

8.1- Evolución de los Casos Conocidos previamente a la implementación del Sistema Nacional de Pesquisa Neonatal

CASO 1

Al ingreso al equipo no se contaba con dosificación de FA. Se realizó un exhaustivo interrogatorio, evaluación de hábitos y se identificaron algunas dificultades con la dieta, tanto por desconocimiento como por falta de adherencia.

El trabajo integral del Equipo fue de fundamental importancia. Se trabajó tanto con el joven paciente como con la madre, entregando información clara de manera de favorecer la comprensión de las dificultades que se habían detectado. Esto permitió planificar estrategias que condujeran a su solución. Fue así que se realizaron ajustes en la dieta, se le sugirió dejar el curso de cocina y la Asistente Social coordinó su ingreso a curso de jardinería. Se le indicó sustituto de la leche y harina aproteica, que se las entrega el BPS en forma gratuita, en conjunto con sugerencias de forma de uso de dichos productos, así como también un recetario.

Desde su ingreso los valores de FA han ido en descenso, excepto por un episodio de "salida de hombres con el padre a un asado". (Gráfico N° 1)

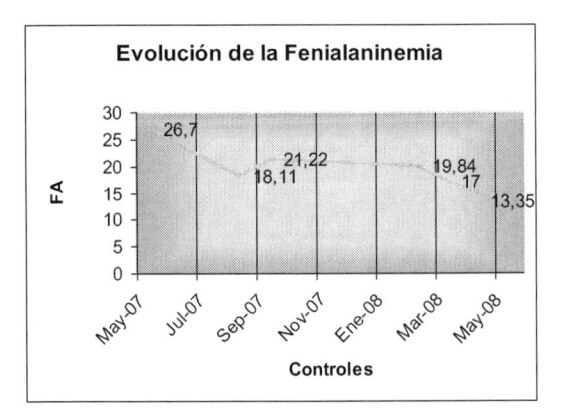

Evolución de la Fenialaninemia

Control	FA
May-07	26,7
Jul-07	18,11
Sep-07	21,22
Nov-07	
Ene-08	19,84
Mar-08	17
May-08	13,35

Gráfico N° 1

A pesar de las dificultades identificadas en las entrevistas médicas, psicológicas y sociales, en estos 2 años, cursó y completó el curso de jardinería, ha formado un grupo de amigos (adolescentes menores que él) con quienes sale a bailar, ha tenido trabajo en una avícola, que no ha podido mantener por falta de concentración y ha tenido novia.

Las mayores dificultades en el tratamiento de este joven están derivadas de la no aceptación por parte del padre de la condición de "enfermo" de su hijo. Nunca concurrió a la consulta ni a las citaciones que le realizó la psicóloga del equipo, así como también es quien ha propiciado la no adherencia del joven a las indicaciones planteadas.

La primera dosificación de fenilalaninemia fue de 26.7 mg/dl y en el último control fue de 13.35 mg/dl, es decir que tuvo un descenso del 50%.

Cabe señalar que desde mayo del 2008 no ha concurrido a los controles marcados. A pesar de ello, la Asistente Social ha mantenido el contacto con la familia, realizando el seguimiento identificando como causa de no concurrencia a dichos controles, un nuevo embarazo de la mamá. Se hizo seguimiento del embarazo derivándolo a controles en Policlínica Obstétrica de Alto Riesgo y se priorizó es estudio de los niveles de fenilalaninemia del RN, confirmándose que se trataba de un niño sano.

Actualmente, la Asistente Social del Equipo y dado a la mejora en el control metabólico, ha sido incorporado al personal de una agencia de modelos para publicidad gráfica.

CASO 2

Ingresa al equipo en julio del 2008 con FA de 19. Luego del consejo nutricional, y explicar a la chica la situación, la evolución se representa en el Gráfico N° 2.

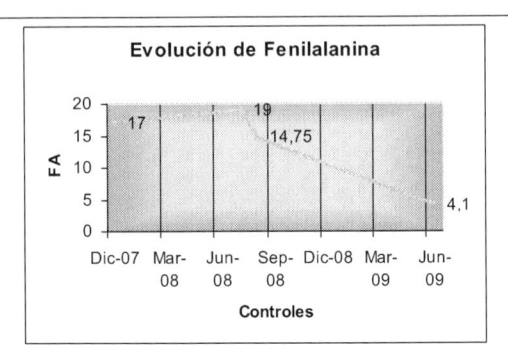

Evolución de Fenilalanina

Control	FA
Dic-07	17
Mar-08	
Jun-08	19
Sep-08	14,75
Dic-08	
Mar-09	
Jun-09	4,1

Gráfico N° 2

Cabe destacar que siendo una joven de 15 años y habiendo realizado una dieta sin restricciones hasta el momento del ingreso, que incluso presentaba un sobrepeso, era esperable que la adherencia la tratamiento fuera muy dificultosa. Si bien presenta un RM y trastornos de la conducta, se logró una comunicación y una comprensión de las pautas, evidenciado en el llanto que presentó en la consulta en que se le explicó la importancia del cumplimiento de la dieta. Desde un punto de vista meramente subjetivo, fue clara la buena evolución con disminución de las crisis de agresividad y mejora de la socialización de la chica.

En la evolución faltó a los siguientes controles establecidos, se la contactó por intermedio de la trabajadora social del Equipo y se estableció un problema previsible: la adolescente con una psicopatía y un RM establecidos, se negaba a cumplir con la dieta restrictiva, reagudizando sus conductas de heteroagresividad.

Se vuelve a insistir en la importancia del cumplimiento de las indicaciones, se le mantiene el suministro de leche y harina apropiadas y se tramita su ingreso a un instituto sin internación. En el mismo, al evitar el robo de alimentos no permitidos durante la permanencia en el mismo, comienza a controlarse su comportamiento, disminuyendo las crisis de agresividad y logrando interactuar con pares. Esto coincide con un marcado descenso de los niveles de FA, llegando a valores que se enmarcan dentro de los valores de normalidad.

CASO 3

En este caso en que ingresó a la Institución varios años antes de la conformación del Equipo de Tratamiento y Seguimiento de PKU, el paciente era evaluado por distintos especialistas por separado. Sus valores de FA están representados en el Gráfico N° 3, destacándose el franco descenso que presenta desde su ingreso al Equipo en enero del 2007, pasando de valores de FA de 20.37 mg/dl a 5 mg/dl, una disminución del 75% y valor absoluto dentro de parámetros normales.

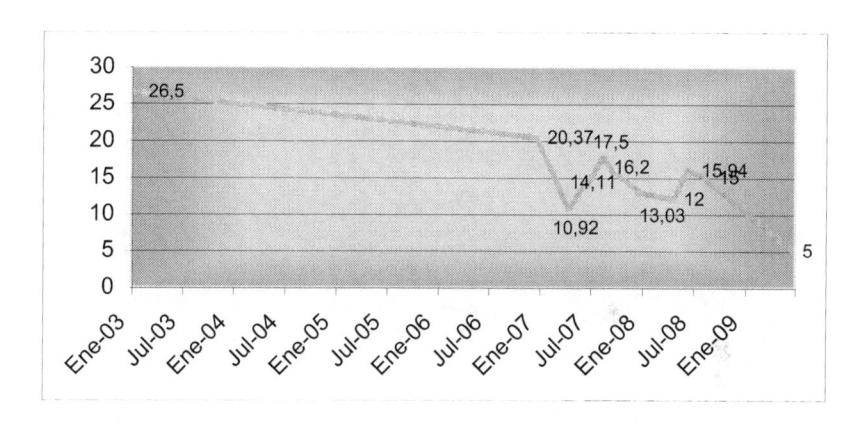

Gráfico N° 3

Las fluctuaciones con los valores elevados, se identificó estuvieron fundamentalmente relacionados a "robo" de galletitas y pan y en ocasiones a compartir la merienda en la escuela.

Los valores de Tir y su relación con la FA se encuentran dentro de límites normales (26.4 µg/l y 11.8, respectivamente).

En cuanto al crecimiento, al ingreso se encontraba en P 25-20 para peso y P 10 para peso/talla (de acuerdo a tabla NHS) (que eran las que se manejaban en el Servicio de Gastroenterología Pediátrica en su momento); luego de 2 años de tratamiento y seguimiento por el equipo pasó a P 50 - 75 para IMC y P 25-50 para talla/edad (según tablas OMS).

CASO 4

En el Gráfico N° 4 se representa la evolución de los niveles de FA luego de su ingreso en enero 2007 al Equipo lográndose un descenso del 70% en el último control en junio/2009, 12.23mg/dl al ingreso, 3.7 mg/dl en el último control bioquímico:

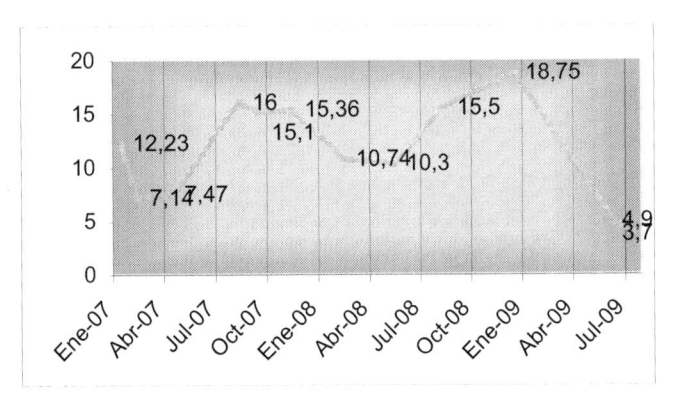

Gráfico N° 4

A pesar de este descenso global de los niveles de FA llegando a niveles normales, presentó en la evolución importantes picos de hiperfenilalaninemia. Estos fueron identificados por la madre como debidos a "robo" de galletitas (de hecho durante la última consulta, en que la chica tiene 15 años y 5 meses, persistentemente quitaba la cartera a su madre para tomar un paquete de galletitas). Esto pone en evidencia la dificultad para manejar la restricción en estos chicos, ya que a la dificultad habitual en el manejo de hábitos de niños y sobre todo de adolescentes normales, se suma el RM y la conducta autista que estos pacientes fenilcetonúricos presentan.

Con respecto al crecimiento, a su ingreso a los 13 años y 5 meses, se encontraba por debajo del P 3 de peso/edad, no contando con medida de talla por imposibilidad de controlar a la chica. A los 5 meses y luego de un franco descenso de los niveles de FA se logró pesar y tallar a la chica, encontrándose en P3 para peso, P 3-10 para talla y P 25-50 de peso para talla (de acuerdo a tabla NHS). Luego de 2 años de tratamiento y seguimiento por el equipo presenta P 50 para talla y P <3 para IMC (según tablas OMS). Se realizó recordatorio de ingestas y se identificó un bajo aporte calórico. Cabe destacar además que siendo una adolescente a cursado su menarca en esta etapa, con normalidad desde el punto de vista ginecológico.

Se encuentra en este momento concurriendo a una institución con fuerte apoyo de maestra especializada y foniatra, logrando adquirir lenguaje precario, realizar actividad física pautada, concurrir a paseos didácticos en grupo y comenzar un acercamiento al manejo de una computadora.

(Anexo 13.M)

8.2- Evolución de los Casos Conocidos a partir de la implementación del Sistema Nacional de Pesquisa Neonatal

CASO 5

L.S.

Sexo femenino

Fecha de nacimiento: 08/08/2008

Procedente de Melo

Ingresa al Equipo a los 6 meses, 25 días de vida, edad corregida por prematurez: 4 meses y medio.

Edad gestacional: 32 semanas.

PRN: 1.210g (P 3-10)

Talla: 38cm (P <10)

PC: 33

Apgar: 8-9.

Requirió internación en CTI de Hospital Policial, permaneciendo luego internada en Hospital Pereira Rossell hasta los 2 meses de edad.

Se le realizó Dx de HFA e HSC por pesquisa y por hipertrofia del clítoris.

A los 20 días de vida presenta episodio de rectorragia por lo que es alimentada con sustitutos lácteos libres de lactosa y a los 3 meses de vida, al no tener acceso a los mismos comienza con leche de vaca sin reiterar sintomatología. A los 4 meses comienza con frutas, jugo de soja y caldos.

Al momento de la consulta en el Equipo presentaba un crecimiento adecuado con examen clínico normal (Gráfico Nª 5).

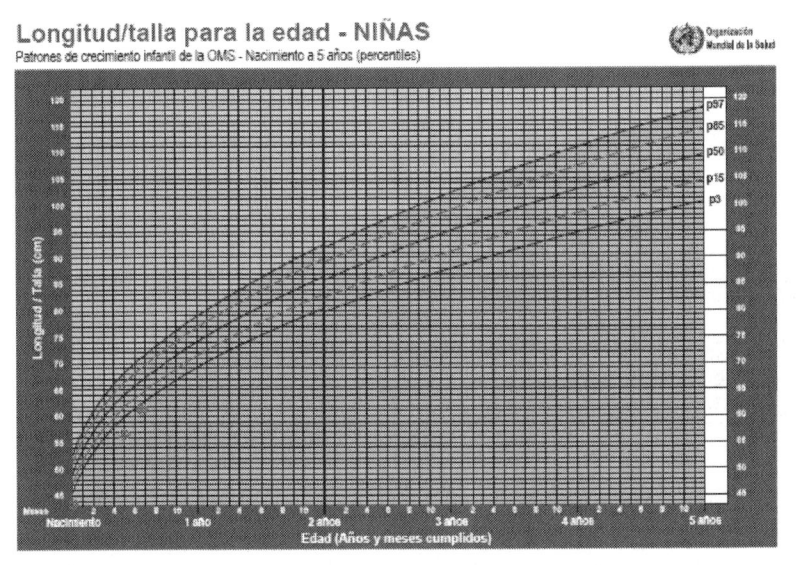

Gráfico N° 5

Con respecto a los valores de FA, se encontraban dentro de valores de HFA a los 2 meses de edad, mostrando un franco descenso al momento del ingreso al Equipo (Gráfico N° 6). Ambas situaciones detectadas en esta niña, probable HSC e HFA, fueron interpretadas como producto de su prematurez y están siendo controladas por los equipos correspondientes en coordinación con el pediatra tratante.

FA umol/l

Fecha	FA umol/l
1-10-08	330
1-2-09	59,89

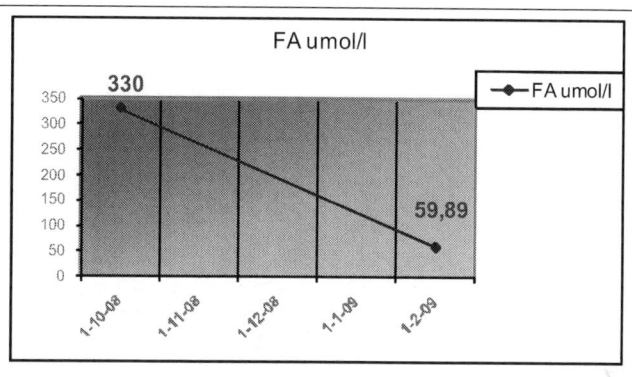

Gráfico Nº 6

CASO 6

F.F.
Sexo masculino
Fecha de nacimiento: 11/12/2008
Ingresa al mes de vida.
Parto a término.
PRN: 2695g (P 25-50)
T: 47cm (P 25-50)
PC: 34

Al momento de la consulta, al mes y medio de vida:
P: 4.110 g (P 25-50)
T: 53 cm (P 25-50)
PC: 37 cm.
Se alimenta con PD.

Valor de FA al nacimiento 4.45 mg/dl, con el confirmatorio de 4.45 mg/dl, este valor equivale a 1.78 veces el punto de corte para el método de medición que se empleaba en ese momento (cromatografía).

Presentaba, de acuerdo a dichos valores, una hiperfenilalaninemia benigna y las indicaciones fueron: lactancia exclusiva, controles de niveles de FA semanales, control con pediatra de cabecera y consulta con el equipo ante un eventual aumento de los niveles FA. Se entregó material informativo para los padres y se enviaó material al pediatra tratante.

La FA se ha mantenido dentro de los mismos rangos, continuando en control con pediatra tratante.

CASO 7

C.V.
Sexo femenino
Fecha de nacimiento: 06/01/2009
Ingresa a los 29 días de vida, por lo tanto dentro de los plazos recomendados para comenzar el tratamiento dietético de manera de evitar el daño neurológico.

Parto a término.
PRN: 3.400 g (P 25-50)
T: 49 cm (P 25-50)

Al momento de la consulta:
P: 4.110 g (P 25-50)
T:55 cm (P 25-50)
PC: 37 cm.

Valor de FA al nacimiento: 902 umol/l[7], 11.2 veces superior al valor de corte. Por este motivo se indicó, de acuerdo al protocolo, suprimir LM y alimentación en base a sustituto lácteo.

---
[7] Expresado en μmol/l al haberse comenzado el estudio de las muestra en el Espectometro de Masa de Tandem – Equivalencia 1mg/dl = 60 μmol/l

Se ha realizado un estrecho control en todos los aspectos, no solo el nutricional, sino también psicológico y social, dado que el medio socio-económico-cultural de la familia es deficitario, con problemas de vivienda, separación de los padres –quienes en el correr de los meses en que se ha seguido la evolución han vuelto a convivir-, problemas de inserción laboral.

No obstante lo cual la adherencia a las pautas ha sido muy favorable lo que se evidencia en los controles bioquímicos, pondoestaturales (Gráficos N° 7 y N° 8) y en la evaluación neuropsicológica (Anexo 13.L).

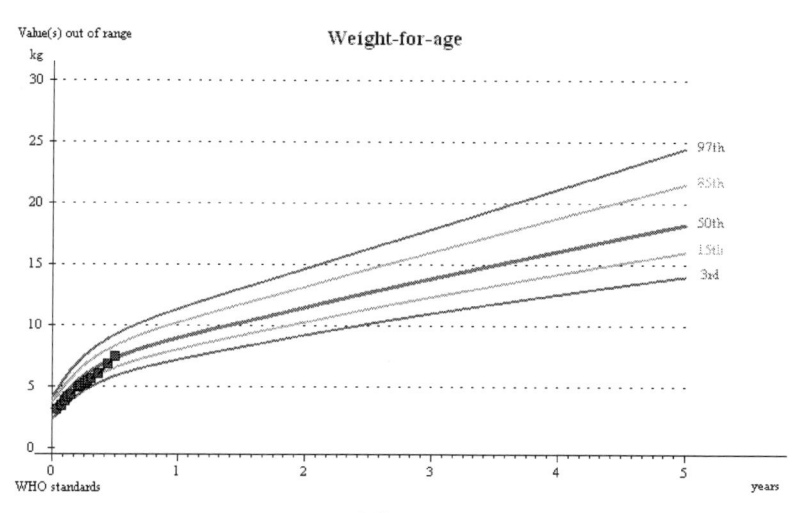

Gráfico N° 7
Evolución ponderal de acuerdo al Antrho (OMS)

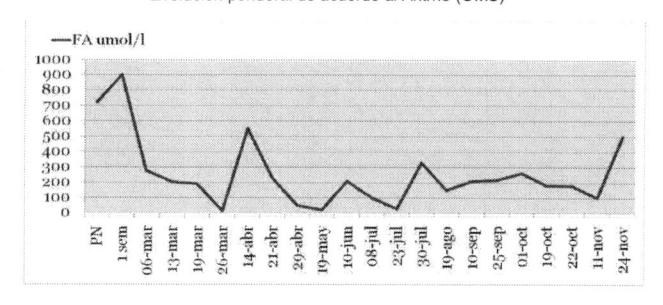

Gráfico N° 8
Evolución de los niveles de FA

81

La evolución en cuanto al crecimiento se registró no solamente en las gráficas del Anthro (OMS) sino a través de registros gráficos y el desarrollo fue valorado de acuerdo a lo establecido en el protocolo, por el método psicométrico consensuado para la edad, la escala de Bayley. (Anexo 13.L)

9- CONCLUSIONES

De la recopilación de antecedentes, del análisis realizado de la información y de la revisión de casos clínicos, entre otros, el presente trabajo ha llegado a las siguientes conclusiones:

El desarrollo del SNPN en nuestro país ha marcado un avance significativo en la identificación de los EIM y su tratamiento, seguimiento y prevención de secuelas, entre ellas el RM, contribuyendo al conocimiento de estas enfermedades en el campo de la salud pública.

Se demuestra la voluntad y el compromiso político de las autoridades de salud de Uruguay para implementar la pesquisa como política de salud con el consecuente apoyo financiero y dotación de recursos técnicos así como recursos humanos, asegurando su institucionalización y sustentabilidad.

Uruguay figura ahora entre los cuatro países de la región que tiene un sistema de pesquisa neonatal con 100% cobertura de la población.

El RM, es, en el siglo XXI, un problema de salud pública, ya que más allá de los costos que, a nivel personal y familiar presenta esta condición, el costo estimado para un país de tener un individuo con retardo que viva 60 años es de 140.000 U$S.

Es por estos motivos que se ha ampliado el Decreto que marca la obligatoriedad de realizar la pesquisa de Hipotiroidismo Congénito, a la detección de otras dos entidades: Hiperplasia Suprarrenal Congénita (enfermedad endocrinológica potencialmente letal en RN y lactantes pequeños) y Fenilcetonuria.

Para ello se ha creado además un Equipo de Tratamiento y Seguimiento de los pacientes portadores de Errores Innatos de Metabolismo y se ha incorporado al país tecnología de avanzada como es el Espectrómetro de Masa de Tandem.

Dado que la fenilcetonuria es una enfermedad congénita, que no presenta características fenotípicas evidentes al nacimiento, pero que por la alteración metabólica que implica, produce una intoxicación neurológica con secuelas graves e irreversibles, su identificación al momento del nacimiento mediante sistemas de pesquisa evita esta dramática evolución. Por lo tanto, hemos evidenciado que la implementación de tal pesquisa es costo-beneficio efectiva, desde el momento que, con el diagnóstico temprano se logra un adecuado crecimiento y desarrollo del niño. Esto se ha hecho aún más evidente al comparar el normal desarrollo de los niños precozmente diagnosticados con los chicos de diagnóstico tardío que han ingresado a tratamiento por el Equipo Multidisciplinario de Tratamiento y Seguimiento de los EIM.

Tal como lo señala la literatura, la PKU es un EIM que diagnosticado en forma tardía presenta graves secuelas neurológicas, siendo el RM y la conducta autista las consecuencias más frecuentes. Esta es la situación de los casos detectados tardíamente, que se han integrado al sistema y se encuentran en seguimiento.

Se verificó que la acción tóxica que ejerce la acumulación de FA en el encéfalo en el período de mayor desarrollo de este órgano, provocando secuelas neurológicas irreversibles.

Es así que esos 4 pacientes de diagnóstico tardío, a un promedio de edad 7 años y medio (la edad de diagnóstico varió desde 30 meses a 15 años), con distinto grado de RM, conductas autistas y dificultad de adaptación al medio, una vez ingresados, han presentado una franca mejoría en su calidad de vida, puesta en evidencia en las encuestas realizadas a sus familiares y en los informes de los institutos a los que concurren.

Se realizaron al inicio controles bimestrales y luego semestrales por parte del equipo, con adecuación de los hábitos alimentarios y en alguno de los casos con intervención de Asistente Social para mejorar la inserción social.

Frente a lo planteado anteriormente, durante la implementación del nuevo SNPN, se diagnosticaron 2 casos de PKU y 3 de HFA benigna.

Se ha verificado que el tratamiento consiste en una alimentación exenta de proteínas de alto valor biológico suplementada con preparaciones especialmente formuladas, que aseguran un aporte adecuado de aminoácidos sin FA: *la terapia nutricional es la única terapia segura a la luz de los conocimientos actuales.*

Al momento de planificar una dieta de exclusión es fundamental tener presente si el sustrato a excluir es indispensable o no. Dado que la FA es un aminoácido esencial, debe restringirse su ingesta pero no suprimirse.

Es preciso tener presente que el tratamiento nutricional solo es efectivo si se inicia antes del mes de vida, posteriormente aumenta progresivamente el daño neurológico y que debe mantenerse toda la vida.

Desde la aplicación del protocolo de tratamiento nutricional y gracias al suministro de sustituto lácteo sin FA y de harina aproteica en forma gratuita a todos los pacientes del Programa, se logró un descenso global de los niveles de fenilalaninemia en los pacientes que ingresaron al Equipo de Tratamiento y Seguimiento siendo ya portadores de secuelas. Este descenso de la fenilalaninemia fue en los 4 casos, de más del 50% del valor con el que ingresaron, llegando en 3 de los 4 casos a valores de FA dentro del rango de la normalidad.

Finalmente cabe señalar que, desde la implementación del Decreto en el año 2007, se han detectado cuatro casos de HFA benigna y tres de PKU. Todos ellos, han presentado una buena evolución. Los primeros manteniendo sus niveles de FA dentro de parámetros aceptables con la alimentación habitual de un lactante. Los últimos han presentado un adecuado control metabólico con un adecuado crecimiento y desarrollo.

Con la primera paciente diagnosticada precozmente portadora de PKU, se han seguido las pautas establecidas en el protocolo de tratamiento y seguimiento clínico, nutricional y paraclínico. Se concluye que éste ha sido adecuado en cuanto a lograr un correcto control metabólico y un ritmo crecimiento, con pautas de desarrollo de la lactante esperables para la edad.

Fue concluyente el valor de contar en el equipo con Asistente Social y Licenciado en Psicología, ya que el apoyo y la consejería que se desarrolló en este caso y también en los casos diagnosticados tardíamente, demostraron ser de gran utilidad en mejorar la implementación y la adherencia a las pautas nutricionales recomendadas.

De los pasos implementados en el proceso de extensión del Sistema de Pesquisa que concluyeron con el Decreto de Pesquisa obligatoria para Fenilcetonuria e Hiperplasia Suprarrenal Congénita y en la creación del Equipo de Referencia Nacional para el tratamiento y seguimiento, se llegó a la elaboración de un Protocolo de Tratamiento y Seguimiento. Esto es de fundamental importancia dado que, basados en la literatura internacional y en la experiencia de otros países, como Chile, con varios años de experiencia en el tema, se cuenta con una herramienta que asegura la equidad en el tratamiento de todos los niños diagnosticados en el país. Dicho protocolo marca no solo las pautas de tratamiento nutricional, sino también la frecuencia de controles y los exámenes paraclínicos básicos que deberá realizarse en cada paciente.

Se destaca el valor concluyente que ha tenido no solo la ampliación de la Pesquisa Neonatal, sino la incorporación de tecnología de punta, como lo fue la adquisición del Espectrómetro de Masa de Tandem. Esto ha quedado demostrado a través del diagnóstico precoz de otras patologías, como lo es el caso de defecto en la oxidación de cadena media (MCAD) y la academia metilmalónica.

10- VALOR AGREGADO

En el marco de la Pesquisa Neonatal a través de la punción de talón y su testeo en el Espectrómetro de Masa, no solo se han detectado las enfermedades de detección obligatorias según el Decreto antes mencionado, sino un conjunto de 20 EIM. Es así que se ha detectado una niña con MCAD (déficit de acil-CoA deshidrogenasa – error en el metabolismo de los ácidos grasos) y un caso de Acidemia Metilmalónica (AMM). Estas niñas fueron referidas al equipo, evaluadas y se realizaron las indicaciones de cuidado correspondientes, presentando al momento actual una buena evolución sin complicaciones. (Anexo 13.N)

La MCAD es un trastorno del metabolismo de los ácidos grasos que frente a períodos de ayuno o en situaciones de enfermedades intercurrentes que provoquen anorexia, presentan hipoglicemia, debilidad muscular y cardiomiopatía. Esta situación clínica, si no es identificada precozmente estableciéndose el diagnóstico etiológico correcto, puede determinar desde el agravio encefálico irreversible a la muerte súbita del RN o el lactante (20% de los casos fallece en el primer episodio de hipoglicemia hipocetócica).

La AMM es una alteración en el metabolismo de los ácidos orgánicos que reconoce tres formas de presentación:

- Neonatal aguda con grave descompensación metabólica: rechazo del alimento, vómitos, deshidratación, compromiso de la conciencia, distensión abdominal, cetoacidosis de causa no explicada, hipoglicemia, hiperlactatemia, hiperamoniemia, hiperglicinemia y pancitopenia.
- Tardía crónica intermitente: período asintomático, luego de un cuadro hipercatabólico intercurrente el niño presenta letargia, ataxia, anorexia, vómitos e hipotonía. Se acompaña siempre de hiperamonemia.
- Tardía crónica progresiva: se caracteriza por anorexia persistente, hipotonía, retardo del crecimiento y del desarrollo y osteoporosis.

Otros beneficios adicionales relevantes son:

- Conocimiento más profundo de la enfermedad y de los EIM en su conjunto, teniendo una idea más clara de su incidencia real y de la variabilidad de presentación.
- Difusión a nivel médico de enfermedades cuyas consecuencias son prevenibles.
- A nivel comunitario tiene como consecuencia una mayor exigencia familiar y social del cuidado del RN y del niño enfermo.
- Las redes ya montadas permiten ir ampliando el Programa optimizando la relación costo-beneficio.
- Abre mercado para nuevas industrias.
- Convoca profesionales de distintas áreas, promoviendo su formación, la investigación y la retroalimentación del sistema.
- Da un soporte legal para la prevención bajo la premisa: TODOS LOS HOMBRES SON IGUALES AL MOMENTO DE NACER.
- Hace que se valore LA RIQUEZA IMPONDERABLE DE TENER UN NIÑO SANO.

11- GLOSARIO

Pesquisa Neonatal: búsqueda sistemática en el recién nacido de afecciones para las que existe un tratamiento potencialmente efectivo iniciado precozmente.

Papel de Filtro: se usa en laboratorios analíticos para filtrar soluciones homogéneas. Normalmente esta constituido por derivados de celulosa y permite el manejo de soluciones con pH entre 0 y 12 y temperaturas de hasta 120°C.

Fenilalanina: es un aminoácido que forma parte de la composición de todas las proteínas (tanto animales como vegetales). Nuestro organismo no puede elaborarla por lo que debemos consumirla para poder fabricar nuestras propias proteínas.

Espectrómetro de Masa de Tandem: La espectrometría de masas (EM) es una técnica que fue desarrollada a principios del siglo XX por J. J. Thomson en los Laboratorios Cavendish en la Universidad de Cambridge (1910), A. J. Dempster de la Universidad de Chicago (1918) y por F. W. Aston (1920) también de la Universidad de Cambridge y discípulo de Thomson, fundamentalmente en investigaciones relacionadas con la separación e identificación de isótopos. La espectrometría de masas está basada en el diferente comportamiento que presentan los iones que se forman por las diferentes técnicas de ionización, al atravesar campos eléctricos y magnéticos. Así dichos iones son separados en función de su relación masa/carga *(m/z)* y detectados posteriormente.

Leche Aproteica: análogo o sustituto de proteínas de la leche formulada en base a aminoácidos cristalinos libres de FA. No tienen FA pero si Tir, que ellos no pueden fabricar de otra forma, además de grasas, vitaminas y minerales. Existen varias formulaciones y presentaciones (leches, jugos, etc.), fabricadas por distintos laboratorios y en general, cada marca presenta formulaciones adecuadas a los requerimientos de cada franja etaria.

Harina Aproteica: existen también varias formulaciones en base a distinta combinación de almidón de trigo, fécula de maíz, azúcares, enriquecida con hierro y vitaminas del complejo B.

12- BIBLIOGRAFÍA

1- Queiruga G; Oddizzio H.; MPS; BPS; Correo Uruguayo; CHOLA; Taller Sistema Nacional de Pesquisa de Afecciones Congénitas, oct 2006
2- Queiruga G.; MSP; BPS; Correo Uruguayo; CHOLA; Nuevos Screenings en Recién Nacidos, oct 2006
3- Queiruga G.; MPS; BPS; Correo Uruguayo; CHOLA; 1° Taller Nacional, Avances en la implementación del Sistema Nacional de Pesquisa Neonatal, mayo 2008
4- Ruiz Pons M.; Sánchez-Valverde Visus F.; Dalmau Serra J.; Tratamiento Nutricional de los Errores Innatos del Metabolismo; Ed Ergon, 2004
5- Sir Archibald Edward Garrod; http://en.wikipedia.org/wiki/Archibald_Garrod
6- Augustovsky F.; Evaluaciones Económicas en Salud I: ¿Son válidos los resultados de este estudio?; Unidad de Medicina Familiar y Preventiva; Hosp. Italiano de Bs. As.; Evidencia en Atención Primaria, v 5, n° 4, 123-126
7- Augustovsky F.; Evaluaciones Económicas en Salud II: ¿Cuáles son los resultados?¿Ayudarán en el cuidado de los pacientes?; Unidad de Medicina Familiar y Preventiva; Hosp. Italiano de Bs. As.; Evidencia en Atención Primaria, v 5, n° 5, 154-157
8- Irazola V.; Guía para la lectura crítica de artículos acerca de calidad de vida relacionada con la salud. Grupo de Calidad de Vida en Argentina, Programa de Efectividad Clínica; Evidencia en Atención Primaria; v 5, n° 1, 28-30
9- Normas para el Óptimo Desarrollo de Programas de Búsqueda Masiva de Fenilcetonuria (PKU), Hipotiroidismo Congénito (HC) y otros errores congénitos del metabolismo; Ministerio de Salud, Rep de Chile, Div Salud de las Personas, 1999
10- Barrios García B; Aspectos Éticos de los Pesquisajes Genéticos; Centro Nacional de Genética Médica; La Habana; CB n° 39, pp. 438-446

11-Roselli M.J.; Lemes A.; Reyno S.; Quadrelli R.; Experiencia Metodológica en Pesquisa Neonatal de Hiperfenilalaninemias; Instituto de Genética Médica, Hosp. Italiano; Rev Méd Uruguay 2004; 20: 72-78

12-Manual para la Ejecución del Programa de Pesquisa Neonatal, Venezuela

13-Cornejo V.; Flores A.; Raimann E.; Cabello J; Valiente A; Colombo M; Evolución Clínica de Niños con Niveles Plasmáticos de Fenilalanina entre 2.1 Y 6.0 mg/dl en el Período Neonatal; Rev. chil. nutr. v.34 n.3 Santiago sep. 2007

14-Cornejo V; Tesis: Diagnóstico Precoz de Fenilcetonuria y Prevención de Retardo Mental; INTA, Universidad de Chile; 1986

15-Velarde-Jurado E; Avila-Figueroa; Evaluación de la calidad de vida; Salud Pública Mex 2002;44:349-361

16-Consiglio E.; Belloso W.; Nuevos Indicadores Clínicos; La calidad de vida relacionada con la salud; Medicina (B. Aires) v.63 n.2; Bs As mar/abr 2003

17-Departamento de Psiquiatria e Medicina Legal da Universidade Federal do Rio Grande do Sul; O Instrumento de Avaliacao de Qualidade de Vida da Organizacao Mundial da Saúde (WHOQOL-100): características e perspectivas; Cienc. Saúde coletiva vol. 5 n° 1, Rio de Janeiro 2000

18-Bergoglio L.; Mestman J.; Cu{ia de consenso para el diagnóstico y seguimiento de la enfermedad tiroidea; Acta Bioquím. Clin Latinoam, vol 41, n° 2; La Plata Apr/June 2007

19-Harms E.; Roscher A.; Grûters A.; Heinrich U.; Genzel-Borovieczény O.; Rossi R.; Schuze A.; Zabransky S.; Guidelines for organization and performance of the newborn screening for congenital metabolic disorders and endocrine diseases in Germany; http://www.uni-uesseldorf.de/WWW/AWMF/ll/pneon-12.htm

20-Schmidt B.; Alteraciones en el metabolismo de los aminoácidos; Pediatría; Meneghello J.; Vol II, Cap. 185, 1246-1250

21-Montenegro H.; Desarrollo psicológico y social; Pediatría; Meneghello J.; Vol II, Cap. 210, 1334-1344

22-Montenegro H.; Trastornos psíquicos infantiles más comunes; Pediatría; Meneghello J.; Vol II, Cap. 210, 1346-1365

23-González I.; Importancia del conocimiento de la enfermedad Fenilcetonuria y su tratamiento, en los pacientes y su familia; Licenciatura en Nutrición, Facultad de Ciencias de la Salud, Universidad de Belgrano, Argentina

24-Nuñez Rodríguez O.; Gómez Cardozo A.; Retardo Mental; www.monografias.com

25-Velásquez A., Fernández C., Tusié M.T., Vela M.; Investigacions sobre Prevención de Deficiencias de Origen Metabólico Nutricional; Unidad de Genética de la Nutrición, Instituto de Investigaciones Biomédicas de la Universidad Nacional Autónoma de México; Doc 57/2000 (Circulación Nacional)

26-Estudio de Carga de Morbilidad – Enfermedades Congénitas; Usos Alternativos de Financiamiento en Salud. Estudio sobre Puntos Críticos para su Reasignación en Base al Criterio de Coste-Efectividad; Sección IV, Julio 2000

27-Saldrup N.; Aplicación de la Espectrometría de Masa en Tandem al Screening Neonatal; IACA, Dpto. de Química Clínica; www.iaca.com.ar

28-Romero González R; Fernández Moreno J.L.; Plaza Bolaños P; Garrido Frenich A.; Martínez Vidal J.L.; Empleo de la espectrometria de masas como herramienta para la determinación de tóxicos en alimentos: hacia la seguridad alimentaria; G.I. Química Analítica de Contaminantes. Dpto. de Química Analítica, Universidad de Almería; Rev. Esp. Salud Publica v.81 n.5 Madrid sep.-oct. 2007

29-Chiesa A.; Fraga C.; Leselman A.; Pardo M°L.; Guía Práctica para la Alimentación de Niños Fenilcetonúricos; Fundación de Endocrinología Infantil, Bs. As., Arg

30-Martinez-Pardo M.; Bélanger-Quintana A.; García Muñoz MJ:; Desviat L.; Pérez B.; Ugarte M.; Protocolo de Diagnóstico, tratamiento y seguimiento de las hiperfenilalaninemias; Unidad de Enfermedades Metabólicas, Servicio de Pediatría, Hospital Ramon y Cajal, Madrid

31-Ramírez-Farías C.; Pérez-Andrade M.; Ibarra-González I.; Vela-Ameiva M.; Controversias en la clasificación de las hiperfenilalaninemias. Propuesta de Unificación.Acta Pediátr Mex 2007; 28(6): 261-9

32-Borzutzky A.; Desarrollo neurológico (psicomotor) y psicológico del niño en las distintas edades; http://www.geocities.com/pacubill2/desneurol.doc.

33-Nuevos Estándares de Crecimiento, Jornada de Consulta Nacional; Organización Panamericana de la Salud, Ministerio de Salud Pública, 2005.

34-Manual del Programa Nacional de Alimentación Complementaria del Niño con Fenilcetonuria; Gobierno de Chile, Ministerio de Salud, Divisiòn Rectoría y Regulación, Dpto. Programa de las Personas-Programa de Salud del Niño, Unidad de Nutrición, Santiago 2003.

35-Ruiz Pons M.; Sánchez-Valverde Visus F.; Dalmau Serra J.; Gómez López I.; Tratamiento Nutricional de los Errores Innatos del Metabolismo; 2ª Ed, 2007, Durg Farma S.L.

36-National Institutes of Health Consensus Development Panel;Phenylketonuria: Screening and Management; October 16-18, 2000; Pediatrics 2001; 108;972-982

37-Colombo M.; Cornejo V.; Raimann E.; Errores Innatos del Metabolismo; 2ª Ed. 2003; Editorial Universitaria

38-Walter J. H.; Whaite F.J.; Hall S. K.; Mac Donald A.; Rylance G.; Boneh A.; Francis D. E.; Shcrtland G. J.; Schmidt M.; Vall A.; How practical are recommendations for dietary control in phenylketonuria?; The Lancer, Vol 360; 55-58; July 6, 2002

39-Colombo M.; Troncoso L.; Raimann E.; Perales C.; Barros.; Cornejo V.; Diagnóstico de fenilquetonuria en Chile; Rev. Chil. Pediatr. 59 (4): 235-239, 1988

40-Hanley W. B.; Adult Phenylketonuria;The American Journal of Medicine; Vol 117, 590-595, October 2004

41-Van Spronsen F. J.; Burgard P.; The truth of treating with phenylketonuria after childhood: The need for a new guideline; J Inherit Metab Dis; DOI 10.1007/s10545-008-0918-6

42-Pérez-Dueñas B.; Pujol J.; Soriano-MasC.; Ortiz H.; Artuch R.; Vilaseca M.A.; Campistol J.; Global and regional volume changes in the brains of patients with phenylketonuria; Neurology 66;1074-1078; April 2006

43-Kono K.; Okano Y.; Nakayama K.; Hase Y.; Minamikawa S.; Wzawa N.;Yokote H.; Inoue Y.; Diffusion-wighted MR Imaging in Patientes with Phenylketonuria: Relationship between Serum Phenylalanine Levels and ADC Values in Cerebral White Matter; Radiology 2005; 236:630-636

44-Martínez ReyL.;Robaina Z.; García G.; Gutiérrez E.; Resultados Clínico-Sociales del Programa Cubano de Pesquisa Neonatal de Fenilcetonuria durante 20 años; Revista Cubana de Genética Comunitaria. 2008; Vol.2 (1)

45-Waisbren S.; Noel K.; Fahbach K.; Cella C.; Frame D.; Dorenbaum A.; Levy H.; Phenylalanine blood levels and clinical outcomes inf phenylketonuria: A systematic literature review and meta-analysis; Nolecular Genetics and Metabolism; Vol 92, Issues 1-2, Sep-Oct 2007, pages 63-70

46-Albrecht J.; Garbade S.; Burgard P.; Neuropsychological speed tests and phenylalanine levels in patients with phenylketonuria: A meta-analysis; Neurosci Biobehav Rev. 2009 Mar;33(3):414-21. Epub 2008 Nov 7.

47-Cornejo V.; Raimann E.; Godoy X.; Colombo M.; Seguimiento de pacientes con hiperfenilalaninemia diagnosticados precozmente; Rev. Chil. Pediatr. 66 (6); 300-303, 1995

13- ANEXOS

Anexo 13.A. Decreto del Ministerio de Salud Pública: creación del SNPN

Anexo 13.B. Metolodología de toma de la muestra

Anexo 13.C. Ficha identificatoria del Recién Nacido

Anexo 13.D. Espectémetro de Masa de Tandem

Anexo 13.E. Enfermedades que se investigan por espetrometría de masa

Anexo 13.F. Laboratorio del BPS: tecnología de avanzada

Anexo 13.G. Manual para padres

Anexo 13.H. Fórmulas de sustitución láctea, tabla comparativa de composición para las distintas edades

Anexo 13.I. Recetario

Anexo 13.J. Encuesta a padres

Anexo 13.K. Encuesta a Autoridades e Informantes Calificados*[8]

Anexo 13.L. Registro gráfico y Escala de Bayley del caso 7

Anexo 13.M. Informe psicológico de instituto especializado

Anexo 13.N. Relactador

---

[8] La encuesta fue enviada a distintas autoridades vinculadas al SNPN vía mail, no habiéndose obtenido devolución de las mismas

Anexo 13.A: Decreto del Ministerio de Salud Pública: Creación del SNPN

EL PRESIDENTE DE LA REPUBLICA

D E C R E T A:

Artículo 1°.- Sustitúyase el Artículo 1° del Decreto del Poder Ejecutivo N° 430/994 de 21 de septiembre de 2004, el que quedará redactado de la siguiente manera: ----------

"Artículo 1°.- Establécese la obligatoriedad de la investigación en todo el país de las siguientes patologías, en el recién nacido: Hipotiroidismo congénito, mediante la determinación del nivel de Hormona Tiroestimulante (THS) en sangre de cordón y de Fenilcetonuria e Hiperplasia Suprarrenal congénita en sangre de talón obtenida luego de las cuarenta (40) horas de vida."---

Artículo 2°.- Sustitúyase el Artículo 2° del Decreto del Poder Ejecutivo N° 430/994 de 21 de septiembre de 2004, el que quedará redactado de la siguiente manera: ----------

"Artículo 2°.- Las Instituciones de Asistencia en Salud, Públicas o Privadas de todo el país, donde se producen

Ministerio de Salud Pública

nacimientos, deberán denunciar los casos detectados de Hipotiroidismo congénito, Fenilcetonuria e Hiperplasia Suprarrenal, ante el Departamento de Epidemiología del Ministerio de Salud Pública.--------------------

<u>Artículo 3º.-</u>   Comuníquese. Publíquese.--------------------

Decreto Interno Nº
Decreto Diario Oficial Nº
Ref. Nº
ST.

Anexo 13.B Metodología de la toma de la muestra

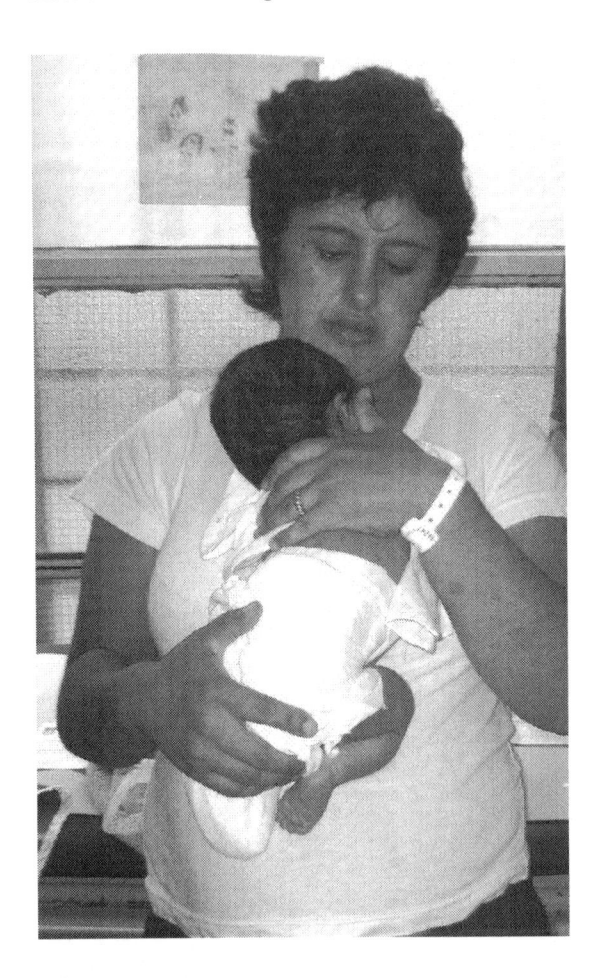

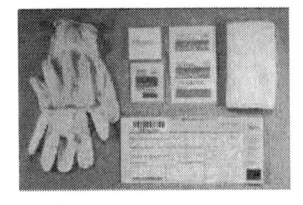

Equipo: lanceta estéril con punta de menos de 2.0 mm, toallitas empapadas con alcohol estéril, almohadillas de gasa estéril, paño suave, formulario para la toma de sangre, guantes.

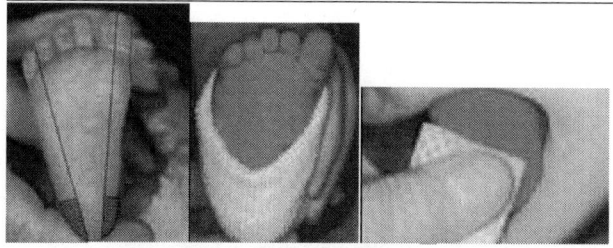

El área sombreada indica las zonas donde puede hacerse una punción y entibie la zona

Limpiar con gasa con alcohol y secar con gasa seca

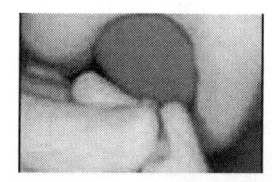

Hacer una punción en el talón. Limpiar la primer gota de sangre con una almohadilla de gasa estéril. Dejar que se forme otra gota GRANDE de sangre.

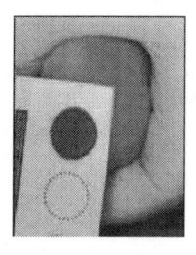

Tocar la gota GRANDE de sangre levemente con el papel de filtro. Dejar que la sangre se absorba y que llene el círculo por completo con una SOLA aplicación. Para aumentar el flujo de sangre, se puede aplicar presión MUY LEVE, en forma intermitente, al área que rodea el sitio de punción. Aplicar la sangre solamente a uno de los lados del papel de filtro.

Muestras inválidas

- Sobresaturación
- Contaminación
- Contaminación
- Insuficiente
- Incorrecta TM
- Coágulos
- Mal secada

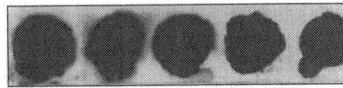

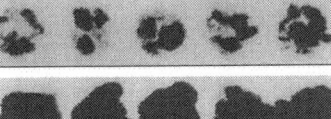

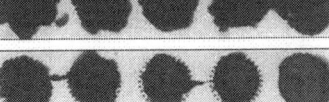

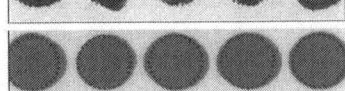

Anexo 13.C- Ficha identificatoria del Recién Nacido

SISTEMA NACIONAL DE PESQUISA NEONATAL

Cordón   Talón   Llenar abajo

Cobertura   Código de Maternidad

M.S.P. | B.P.S. | I.A.M.C.

DATOS DEL RECIÉN NACIDO

Edad gestacional Semanas

Único   SI   NO

Fecha de Nac.   Peso al nacer   Gemelar   Sexo

grs.   Nro. Orden

IDENTIFICACIÓN DE LA MADRE

Nombre y Apellido: C.I.:

Domicilio: Teléfono:

Localidad: Departamento:

Muestras de talón sobre papel

Fecha de la muestra   Peso actual

grs.

Anexo 13.D- Espectrómetro de Masa de Tandem

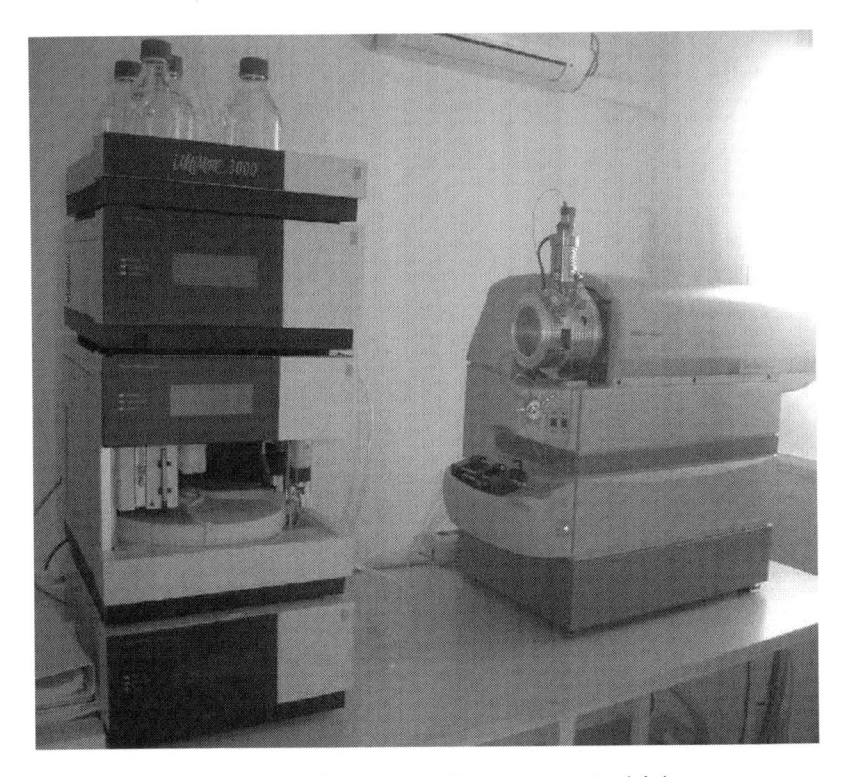

Un espectrómetro de masas consta de varios componentes básicos:

— Dispositivo de introducción de la muestra

— Cámara de ionización o fuente, donde se generan los iones a partir de las sustancias químicas a analizar

— Analizador, que diferencia los iones generados en función de su relación m/z

— Detector que produce una señal eléctrica amplificada para cada uno de los iones generados

Esquema de funcionamiento de un cuadrupolo

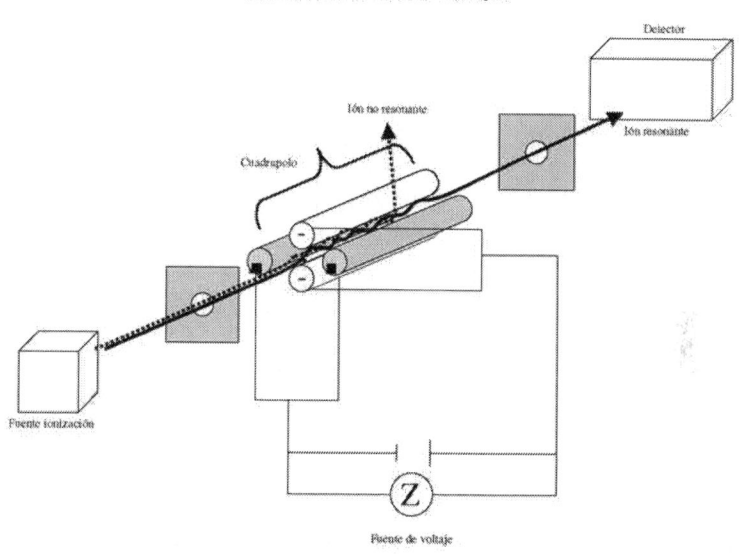

La espectrometría de masa es una herramienta importante la investigación de la química de compuestos inorgánicos y orgánicos. En la última década del siglo pasado se convirtió en una técnica analítica valiosa en las investigaciones biológicas, que permite obtener de forma rápida, preciso y sensible la masa de biomoléculas tales como proteínas, azúcares, ácidos nucleicos, lípidos y otros compuestos orgánicos.

Los espectrómetros de masa miden el peso molecular de las sustancias. En el Espectrómetro de Masa en Tandem la mezcla de sustancias es nebulizada y el primer espectrómetro separa los compuestos según su masa (iones precursores). Las especies separadas pasan a través de una celda de colisión, donde son bombardeadas a alta energía con moléculas de un gas inerte, las moléculas se rompen y estos fragmentos resultantes (iones secundarios) pasan por el tercer cuadripolo. Al conocer las masas de la sustancia original y las de sus productos, es posible inferir la identidad de la molécula. (27)

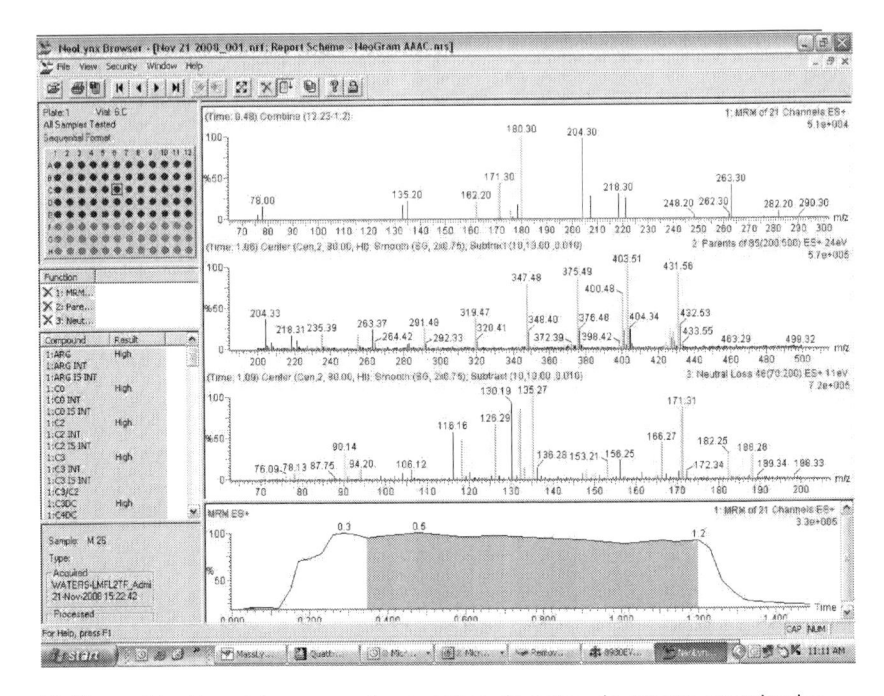

Gráficas obtenidas del examen de muestras de gotas de sangre examinadas por Espectrómetro de Masa: Perfil de Acilcarnitinas y AA

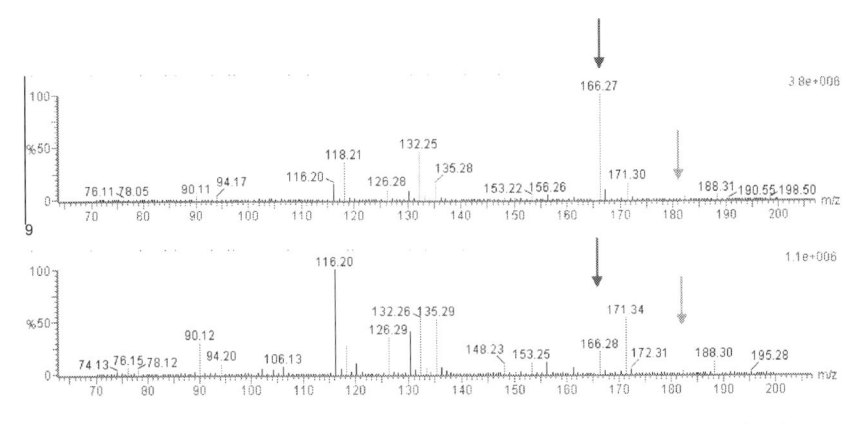

Gráficas obtenidas del examen de muestras de gotas de sangre examinadas por Espectrómetro de Masa: positivas para hiperfenilalaninemia

---

[9] Gráfica inferior espectro normal de aminoácidos, gráfica superior muestra : ↓ pico de fenilalanina ↓ descenso de tirosina, permitiendo el diagnóstico de fenilcetonuria

Anexo 13.E- Enfermedades que se investigan por Espectrómetro de Masa de Tandem:

1.- Aminoacidopatías
* Fenilcetonuria
* Hiperfenilalaninemias
* Hiperornitinemia
* Hipermetioninemias
* Tirosinemias
* Citrulinemia
* Leucinosis
* Acidemia Argininosuccínica
* Hiperglicinemia

2.- Acidurias Orgánicas
* Deficiencia de 3-Hidroxi-3-Metilglutaril-CoA Liase (HMG)
* Acidemia Glutarica Tipo I (AG 1)
* Deficiencia Isobutiril-CoA dehidrogenasa
* Acidemia Isovalérica (AIV)
* Deficiencia 2-Metilbutiril-CoA Dehidrogenasa
* Deficiencia 3-Metilcrotonil-CoA Carboxilasa
* Deficiencia 3-Metilglutaconil-CoA Hidratasa
* Acidemia Metilmalónica (AMM)
* Deficiencia Metilmalonil-CoA Mutasa
* Defectos de Síntesis de algunas Adenosilcobalaminas
* Deficiencia Materna de Vitamina B12
* Deficiencia Mitocondrial de Acetoacetil-CoA Tiolasa
* Acidemia Propiónica (AP): Presentación neonatal
* Deficiencia Múltiple de CoA carboxilasas

3.- Trastornos en la Betaoxidación de Acidos Grasos
* Deficiencia Carnitina/Acilcarnitina Translocasa
* Deficiencia 3-Hydroxi-Acil-CoA Dehidrogenasa de ác. Grasos de cadena larga (LCHAD)
* Deficiencia de Acil-CoA Dehidrogenasa de ác. Grasos de cadena mediana (MCAD)
* Deficiencia Múltiple de Acil-CoA Dehidrogenasa (MADD o Acidemia Glutárica-Tipo II)
* Deficiencia Neonatal de Carnitina Palmitoil Transferasa -Tipo II (CPT-II)
* Deficiencia de Acil-CoA Dehidrogenasa de ác. Grasos de cadena corta (SCAD)
* · Deficiencia de Acil-CoA Hidroxi Dehidrogenasa de ác. Grasos de cadena corta (SCHAD)
* Deficiencia de Acil-CoA dehidrogenasa de Ac.Grasos de cadena muy larga (VLCAD)
* Deficiencia de Proteína Trifuncional (Deficiencia TFP) (27)

Anexo 13.F- Laboratorio del BPS: tecnología de avanzada

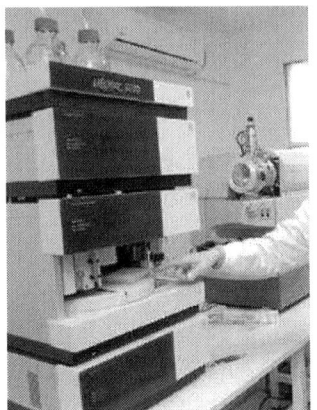

Espectrómetro de Masa de Tandem en el laboratorio del BPS, 2007

LA TRIBUNA DE CIUDAD REAL JUEVES 22 DE MAYO DE 200

«SANIDAD

Los enfermos metabólicos piden un test de cribado y una red de alertas

La Asociación Castellano-Manchega de Errores Innatos del Metabolismo ya ha conseguido que para 2010 se implante el 'tándem de masas' para la detección precoz de estos trastornos

• Acmeim calcula que en la región puede haber cerca de 60 afectados por estas patologías, de los que aproximadamente una decena proceden de la provincia de Ciudad Real.

RAQUEL SANTAMARTA / CIUDAD REAL
La Asociación Castellano-Manchega de Errores Innatos del Metabolismo (Acmeim), que se cons-

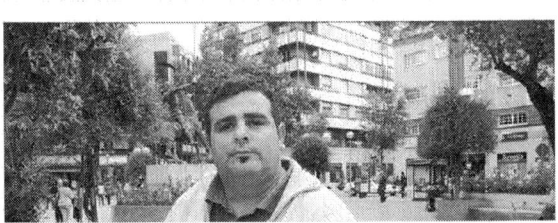

Publicación Española: La Tribuna de Ciudad Real, en la que se evidencia que Uruguay se encuentra posicionado en los primeros niveles a partir de la incorporación de la nueva tecnología y la ampliación del SNPN

Anexo 13.G- Manual para padres

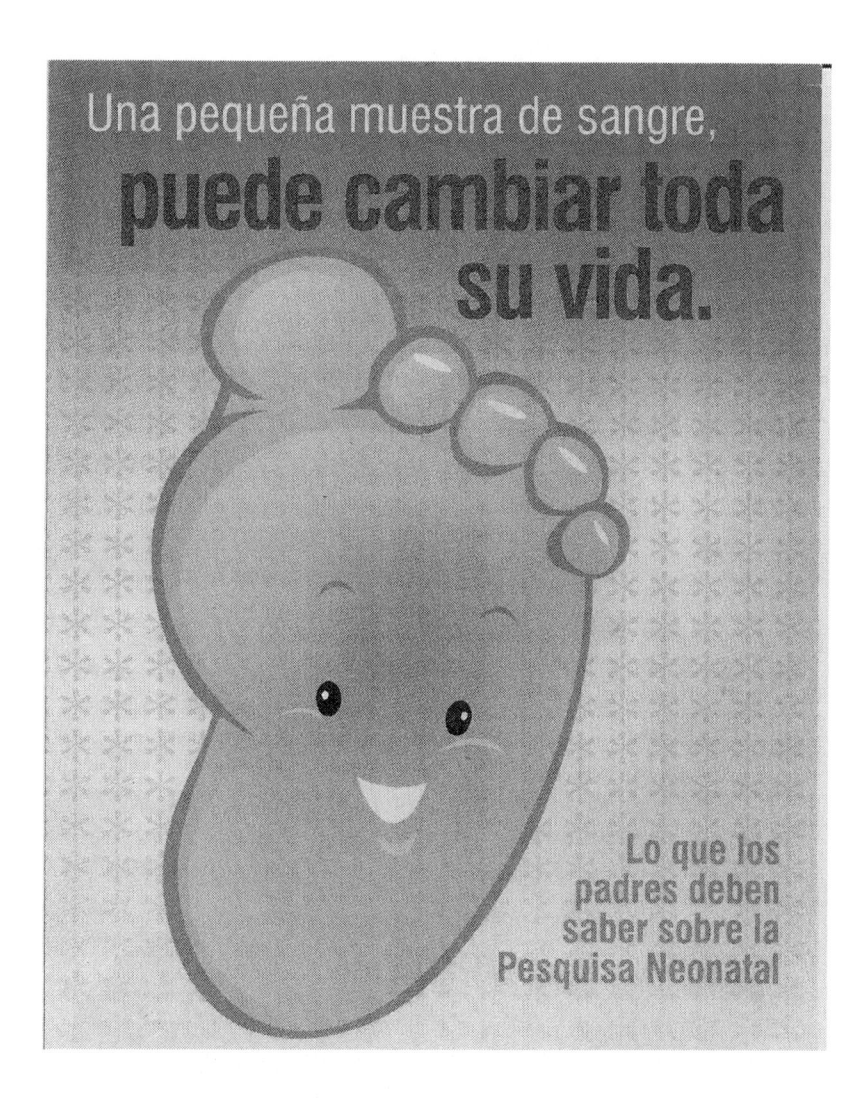

Una pequeña muestra de sangre, puede cambiar toda su vida.

Lo que los padres deben saber sobre la Pesquisa Neonatal

La salud de tu bebé importa:
Una gota de sangre puede cambiar toda su vida

Su Maternidad junto con el Ministerio de Salud Pública, el Banco de Previsión Social, la Administración Nacional de Correos y la Comisión Honoraria de Lucha Antituberculosa y Enfermedades Prevalentes (CHLAyEP) trabajan en conjunto para diagnosticar precozmente algunas enfermedades intentando asegurar el normal desarrollo de todos los niños que nacen en el país.

El Programa Nacional de Pesquisa Neonatal ayuda a identificar enfermedades poco frecuentes, que estudiadas al momento de nacer pueden prevenir daños irreversibles en la salud de su bebé, como un retardo mental severo.

Estas enfermedades son tratables. Si su bebé tiene alguna de ellas podrá ser diagnosticado tempranamente a través de estos estudios. El tratamiento es sencillo y eficaz, lo que ayudará a su bebe a tener una vida más saludable.

¿Cómo se realizan los estudios?

Estos estudios se realizan de una gota de sangre extraída del talón. Para esto el niño debe haber recibido alimento y cumplido por lo menos las 40 hs de vida.

¿Qué pruebas realiza el Sistema Nacional de Pesquisa Neonatal?

En el Laboratorio del Sistema Nacional de Pesquisa Neonatal, de BPS se realiza el estudio para la detección de 20 enfermedades específicas a partir de las gotas de sangre.
Entre estas pruebas se detecta el Hipotiroidismo Congénito, Fenilcetonuria e Hiperplasia Suprarrenal Congénita, así como varias enfermedades del metabolismo de los aminoácidos y de los ácidos grasos.

¿Cómo obtengo el resultado del análisis?

Los resultados son enviados a la maternidad correspondiente.

¿Por qué algunos bebes necesitan ser citados nuevamente?

- Algunos bebés serán citados nuevamente porque no se pudo realizar el estudio a partir de la muestra obtenida.
- Algunos bebés serán re estudiados porque el primer estudio necesita ser confirmado.

¿Qué ocurre si se debe repetir el estudio?

Personal de la CHLAyEP y/o de la maternidad donde nació su hijo se comunicara con usted solicitándole que concurra a la brevedad para obtener una nueva muestra de sangre. No todos los niños con un test positivo tendrán una enfermedad. El **Programa de Pesquisa Neonatal NO reemplaza los controles pediátricos habituales.**

¿Qué ocurre si el resultado de mi bebé es positivo?

El Laboratorio contactará inmediatamente a CHLAyEP y/o a su maternidad para solicitarle que concurra a una consulta con el médico especialista.

Otras pesquisas

Se detectan trastornos de la audición mediante el estudio de las emisiones otacústicas que se realizan en la maternidad previa al alta.

Si tiene alguna consulta puede comunicarse gratuitamente al 0800 1767.

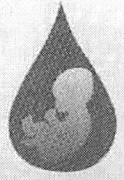

Sistema Nacional de Pesquisa Neonatal

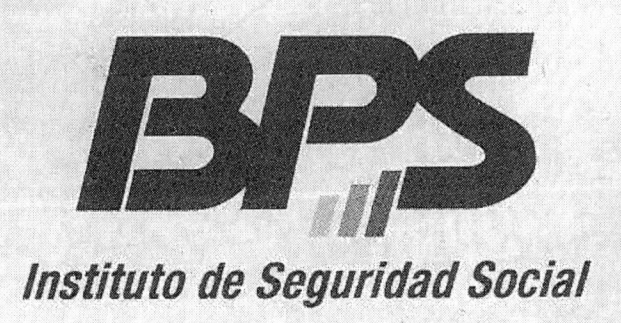

BPS

Instituto de Seguridad Social

Anexo 13.H- Fórmulas de sustitución láctea, tabla comparativa de composición

PRODUCTO COMPOSICIÓN	hasta 2 años /100g prod	2 - 8 años /100g prod	> 8 años y adultos /100g prod
Equiv proteico (g)	13	25	39
H d C (g)	54	51	34
Lípidos (g)	23	<0,5	<0,5
AA (g)	15,5	30	47
alanina	0,61	1,08	1,68
arginina	1,08	2,33	3,18
ác. Aspártico	1,01	1,95	2,96
cistina	0,4	0,75	1,17
ác. Glutámico	1,23	2,53	4,8
glicina	0,95	1,86	2,97
histidina	0,62	1,34	1,8
isoleucina	0,95	1,79	2,8
leucina	1,63	3,06	4,8
lisina	1,11	2,34	3,67
metionina	0,26	0,5	0,77
prolina	1,16	2,16	3,4
serina	0,71	1,33	2,1
treonina	0,8	1,5	2,35
triptofano	0,32	0,6	0,94
tirosina	1,44	2,7	4,24
valina	1,04	1,95	3,07
glutamina	0,114	0,33	0,36
carnitina	0,01	0,02	0,02
taurina	0,02	0,095	0,15
fenilalanina	0	0	0
sodio (mg)	120	580	560
potasio (mg)	420	840	700
cloro (mg)	290	450	560
calcio (mg)	325	810	670
fósforo (mg)	230	810	670
magnesio (mg)	34	200	285
hierro (mg)	7	12	23,5
zinc (mg)	5	13	13,6
yodo (ug)	47	100	107
manganeso (mg)	0,6	1,6	2,1
cobre (mg)	0,45	1,8	1,4
molibdeno (ug)	35	100	107
selenio (ug)	15	40	50
cromo (ug)	15	40	50
vit A (mg)	0,528	0,525	0,71
vit E (mg)	4,5	5,9	7,1
vit C (mg)	40	135	90
tiamina (mg)	0,39	1,08	1,4
riboflavina (mg)	0,6	1,2	1,4
piridoxina (mg)	0,52	1,4	2,1
nicotinamida (mg)	4,5	12	13,6
ac. Pantoténico (mg)	2,65	3,7	5
inositol (mg)	100	56	85,7

Anexo 13.I- Recetario

La cocina para el pte PKU es un gran desafío para la familia. En general son las propias madres las mejores consejeras, ya que elaboran trucos y estrategias para mejorar la calidad y aspecto de la comida de sus hijos.

Sopas: para aumentar la calidad nutricional se aconseja el licuado de las verduras en su caldo y el agregado de aceite o crema de leche.

Ensaladas: en el caso del PKU no son el acompañamiento de otros alimentos sino el plato principal. Pueden prepararse con verduras crudas o cocidas, pueden adicionarse cereales (según las porciones indicadas diariamente) y condimentarlo con mayonesa, salsa golf o salsa tártara, que además de mejorar el sabor y el aspecto, aportan calorías.

Platos principales:

Milanesas: se pueden preparar milanesas con vegetales cortados en rebanadas (zapallitos, berenjenas, calabaza), si se cortan finitos no es necesario hervirlos previamente.

Vegetales rellenos, utilizando como relleno la propia pulpa con salsa blanca preparada con leche sustituta y harina hipoproteica o almidón con el agregado de aceite crudo para aumentar el aporte calórico.

Pasteles, empanadas y budines: se puede preparar un pastel de puré de distintos vegetales procesados en forma de purés, ej: papa – zanahoria – brócoli, o la variedad que desee. Se lleva al horno en fuente enmantecada o se coloca en budinera y se hornea en Baño María. De la misma manera puede prepararse masa con harina aproteica y formar empanadas con variedad de vegetales (palmitos, choclo, tomate, aceitunas, acelga, espinaca, cebolla).

Pastas: puede usarse pastas especiales sin FA, fideos comunes en las cantidades ajustadas según FA o prepararse pastas caseras como por ej. ñoquis, reemplazando la harina por harina aproteica y almidón de maíz y la papa por calabaza, acelga, zanahoria, morrón o el vegetal que se prefiera. Para variar el plato se puede terminar con salsa de tomate, salsa blanca especial, aceite y ajo, aceitunas picadas.

Hamburguesas: vegetales procesados como: cebolla, brócoli, coliflor, chauchas, calabaza, berenjenas, se adaptan para crear hamburguesas especiales cocinándolas a la parrilla o a la plancha.

Guisos: ideales para el invierno, puede prepararse con la combinación que desee de alimentos permitidos.

Postres: Ensaladas de frutas priorizando las frutas de estación, puede complementarse con frutas enlatadas no light; licuados de frutas con agua o leche especial; compotas y frutas al horno, a las que se las puede saborizar con vainilla, cáscara de limón o naranja o canela y adornadas con caramelo; crema pastelera que se prepara sustituyendo la leche de vaca por leche especial y puede emplearse para agregar a la fruta o para relleno de tartas; pastelitos preparados con harina aproteica y rellenos de dulce; buñuellitos de fruta picada cubierta de pasta preparada con harina aproteica y azúcar.

Pan

Ingredientes:
- 500g de harina aproteica
- 8.5g levadura seca (especial, sin FA)
- 400ml de agua tibia
- 2 Cdas de aceite
- ½ cta de sal

Método de cocción:
Temperatura del horno 200°C
Primero poner los ingredientes secos dentro de un bols y mezclar, agregar el agua y el aceite, batir con batidora eléctrica 2 min en velocidad baja y luego en media. Luego batir 5 min con cuchara de madera, dividir y estirar la masa en 2 partes iguales. Colocar en moldes enmantecados. Cubrir con repasador y dejar

reposar en lugar templado 30 min. Hornear en horno precalentado aproximadamente 20 min. Desmoldar y dejar enfriar.

Pueden ser fresados en bolsas plásticas.

Pan de Chuño o almidón de maíz

Ingredientes:

- 100g de harina de trigo
- 200g de almidón de maíz
- 200ml de agua tibia
- 3 ctas azúcar
- ½ cta de sal
- 1 cta de bicarbonato de sodio
- 15 g de manteca

Método de cocción:

Unir los ingredientes secos, revolverlos y agregarles gradualmente el agua, batir por 5 minutos. Agregar la manteca derretida y mezclar todo hasta que se forme una masa homogénea. El batido es el secreto del éxito del pan. Colocarlo en un molde enmantecado, dejar reposar, luego llevar a horno suave por 25 a 30 minutos. Cubrir con papel de manteca y cocer 15 minutos más. Desmoldarlo y servir frío.

Pizza

Ingredientes:

- 225g de harina aproteica
- una pizca de sal
- 2 ctas de levadura especial
- 20g de margarina
- 150ml de agua

para la salsa:

- 25g de margarina
- 1 cebolla picada
- 50g de hongos en rebanadas
- 3 tomates pelados
- orégano

Modo de preparación:

Tamizar los productos secos, luego agregar la margarina y el agua para obtener una pasta suave. Volcar sobre superficie lisa y amasar hasta obtener una masa lisa y tierna. Estirar y colocar en asadera enmantecada de 20 cm.

Para la salsa derretir la margarina y freir la cebolla y los hongos. Colocar sobre la masa y luego el tomate en rodajas finalizando con el orégano a gusto.

Llevar a horno precalentado a 190°C 30 o 35 min.

Relleno para pasteles

Ingredientes:

- 1 manzana rallada
- 115 g de azúcar
- ¼ cta de vainilla o canela
- 30 g de manteca
- Jugo de limón

Método de preparación:

Mezclar todo, utilizar para rellenar pasteles, no guardar. Puede usarse duraznos o ananás enlatados.

Spaghetti con tomate y cebolla

Ingredientes:

- 5 cdas de tallarines cocidos
- 2 tomates pequeños
- 1 cebolla mediana
- 1 cta de aceite
- 1 cta perejil picado
- Sal y pimienta

Método de cocción:

Cocinar los tallarines en agua hirviendo po r6 minutos hasta que ablanden. Freir la cebolla en aceite hasta que dore, agregar el tomate pelado y cortado en cubitos, dorar. Agregar sal y pimienta y una cda de agua. Cocer a fuego lento por 5 min. Servir los tallarines y en el centro la salsa adornada con perejil picado.

Cebollas rellenas

Ingredientes:
- cebollas
- manteca o margarina
- pan especial
- sal, pimienta, perejil
- tomates

Método de cocción:

Cocinar las cebollas en agua. Secar bien y retirarle los centros.

Derretir la manteca y agregar trozos de pan especial, sazonar con sal, pimienta y perejil, agregar los tomates picados y los centros de las cebollas. Unir y freir por 5 min.

Colocar esta mezcla dentro de las cebollas.

Galletas

Ingredientes:
- 100g de almidón de maíz
- 50g de harina de trigo
- 50 g de azúcar
- 85 g de margarina
- 15cc de jugo de naranja

Método de cocción:

Formar una crema con la margarina y el azúcar. Agregar la maicena y el jugo de naranja. Amasar y estirar, cortar las galletas. Llevar a horno suave por 15 min. Espolvorear con azúcar.

Anexo 13.J – Encuesta a padres

ENCUESTA A PADRES DE NIÑOS CON FENILCETONURIA

	¿A qué edad le hicieron el Dx a su hijo/a?
Mamá de Natali	Cuando tenía 2 a y 8 m, en el Hosp Italiano
Abuela de Nand	A los 4 a
Mamá de Diego	A los 9 a
Mamá de Laura	A los 15 a
	¿Qué sintieron cuando lo supieron?
Mamá de Natali	Tristeza, angustia frente a una enf. desconocida
Abuela de Nand	Alegría por haberse descubierto su patología, tristeza por los años perdidos
Mamá de Diego	Mucha tristeza porque como padres queremos que nuestros hijos sean sanos
Mamá de Laura	Impotencia
	¿Cuál fue la primera pregunta que les surgió?
Mamá de Natali	¿Porqué Natalia tiene ese error metabólico y los 2 hermanos no?
Abuela de Nand	¿Qué camino teníamos que tomar sabiendo que en el país en ese momento no había los alimentos que él necesitaba?
Mamá de Diego	¿Cómo iba a ser su vida de aquí en más?
Mamá de Laura	¿La dieta es de por vida?
	¿Qué se les explicó inicialmente de la enfermedad?
Mamá de Natali	Que era congenita y que tenía que realizar una dieta de por vida
Abuela de Nand	Según los médicos no había mucha información, pero que iban a informarse por todas partes, y así fue
Mamá de Diego	Que era una aminoácido que todos lo tenemos pero que en su caso el lo tenía de más, por eso alteraba su conducta y capacidad de aprenizaje entre otras cosas
Mamá de Laura	Que no puede sintetizar proteínas animales o vegetales
	¿Fue fácil de comprender?
Mamá de Natali	Al principio no, luego con el transcurrir del tiempo fue más llevadero
Abuela de Nand	No, no fue fácil
Mamá de Diego	No
Mamá de Laura	Si
	¿Les resultó complicado conseguir información sobre la enfermedad?
Mamá de Natali	Si, porque en nuestro país son pocos los casos diagnosticados
Abuela de Nand	Si. Mientras los médicos acá buscaban información, nosotros por nuestros medios buscamos información por otros medios
Mamá de Diego	Mucho, porque hace 10 años atrás no era muy conocida incluso médicos de MUCAM no la conocían demasiado y solo la Dra Sayagués nos podía ayudar que estaba más proparada para esto
Mamá de Laura	No, está en internet
	¿Qué ha sido lo más complicado del tratamiento?
Mamá de Natali	1- Conseguir la PKU2 y otros alimentos.
	2- probar la elaboración de otros alimentos y que no le suba en demasía la FA
Abuela de Nand	Bajarle la FA, haciéndole su alimentación como indica el médico
Mamá de Diego	La alimentación, ya que con 9 años había comido de todo y de un día para otro hubo que suprimir muchas cosas en especial la carne
Mamá de Laura	Que renuncie a la cantidad de alimentos prohibidos, que el resto de la familia hago la dieta (mi mamá y yo)
	¿Qué profesional o profesionales han atendido a su hijo?
Mamá de Natali	Hosp Italiano: Dgenetista; BPS: neuropediatra, psiquiatra, gastroenterólogo
Abuela de Nand	BPS: psiquiatra, psicólogo, gastroenterólogo, neuropediatra, nutricionista
Mamá de Diego	BPS: psiquiatra; MIUCAM: Dra. Sayaguez (pediatra)
Mamá de Laura	Psicomotricista, fonoaudióloga, psiquiatras, psicólogos
	¿Ha sido favorable para su hijo el ingreso al Equipo de Tratamiento de PKU?
Mamá de Natali	Si, lograr una coordinación con distintos profesionales, además conseguir otros productos como la arina aproteica
Abuela de Nand	Por supuesto que sí, los avances han sido muy favorables
Mamá de Diego	Totalmente
Mamá de Laura	En parte si
	¿Qué cambios ha notado en su hijo al descender los niveles de FA?
Mamá de Natali	Ha mejorado sus conductas y también su entendimiento a pesar de no tener lenguaje
Abuela de Nand	Tenieneo alto o bajo su comportamiento es siempre el mismo, inquieto, agresivo, por momentos muy cariñoso
Mamá de Diego	Madurez, trato con otras personas (amigos), no tanto con su familia
Mamá de Laura	Menos agresividad

Anexo 13.K- Encuesta a Autoridades e informantes calificados

NOMBRE: ....

Institución que representa..

1. Cuál considera Usted ha sido la contribución de SNPN (Sistema Nacional de Pesquisa Neonatal) para su organización ?

2. En que ha consistido la relación de su Institución con el Proyecto del SNPN? (Apoyo técnico, intercambio de experiencias, utilización de redes, información, otros)

3. Cree Usted que la finalidad y las actividades del Proyecto de SNPN se han articulado y es consistente con los fines de su Institución?

4. A lo largo de este Proyecto surgieron situaciones en las que se realizaron acciones conjuntas o se coordinó con otras Instituciones. En su opinión cite las más importantes.

5. En qué aspectos cree Usted que el SNPN ha logrado sus mejores resultados /(Sensibilización de DDHH, organización, Capacitación, otros.)?

6. En qué nivel cree usted que el SNPN ha tenido sus mejores resultados?

7. Qué opina Usted sobre el trabajo realizado por el SNPN en las áreas temáticas trabajadas durante la ejecución del Proyecto? Detallar en orden de importancia.

- Derechos por la salud
- Capacitación y organización de agentes comunitarios
- Capacitación y organización de agentes de salud
- Difusión del programa
- Marco Legal

8. Con una mirada a largo plazo, que podría hacer su institución para contribuir a la sostenibilidad de este Proyecto y cómo?

10. Cuál podría ser la disposición de su institución para concretar estrategias y acuerdos que apunten y refuercen esta sostenibilidad?

Anexo 13.L- Registro gráfico y Escala de Bayley caso 7

INFORME PSICOLOGICO (N° 1507 – PKU 1) 22/10/2009

NOMBRE	
CEDULA DE IDENTIDAD	
FECHA DE NACIMIENTO	6/1/09
EDAD CRONOLOGICA	9 meses
MEDICO DERIVANTE	Equipo de Errores Innatos del Metabolismo
PROCEDENCIA	Sauce (Canelones)

El núcleo familiar está conformado por su madre (20 años – trabajadora zafral), su padre (21 años – empleado) y 1 hermano (Kevin – 2 años). En el mismo terreno viven los abuelos por línea paterna.

RESUMEN DE LA TAREA REALIZADA

El contacto con la madre y con Caroline fue cuando la niña tenía 29 días de vida. A partir de allí comenzamos a reforzar los datos que se le fueron brindando con respecto a las características de la patología que presenta su hija y a los cuidados que requería en cuanto a la alimentación en cada control que pudimos compartir con el equipo tratante así como también en las entrevistas que mantuvimos a nivel individual con la madre.

Estas entrevistas individuales fueron a veces concertadas y otras en forma espontánea dado que la madre por diferentes motivos concurrió espontáneamente (en algunas oportunidades porque había faltado y luego venía otro día; otras veces sucedió que se angustió por situaciones de pareja o familiares).

De estas situaciones destacamos que hubo una crisis de pareja por lo que se separaron, quedando la señora en la casa del fondo con sus hijos y el marido en la casa de adelante con sus padres. Además la mamá de Caroline planteó en varias oportunidades que tenía dificultades para poder alimentarse adecuadamente por su situación económica muy precaria, dificultades en el vínculo con su suegra, aspectos que generaron mucha angustia, pero que paulatinamente se fueron superando.

Sin duda, además de ir atendiendo estos elementos que fueron surgiendo, se mantuvo el refuerzo de los aspectos propios de la patología de Caroline y se fue logrando buena adaptación de la madre a los requerimientos del tratamiento (presentación de muestras o ida al laboratorio, concurrencia al equipo etc.). También se realizó orientación con respecto a estimulación precoz.

El día 29/9/09 se realizó aplicación del test de Bayley en coconsulta con Lic. D. Los valores obtenidos fueron: IDM = 102, IDP = 89. Siendo la media de 100, consideramos que son acordes a su edad cronológica.

Si bien la mamá ha tenido momentos de resistencia a concurrir a diferentes instancias del tratamiento de su hija que habrá que seguir valorando en el equipo, el hecho de que la niña esté evolucionando adecuadamente es lo que nos parece más importante.

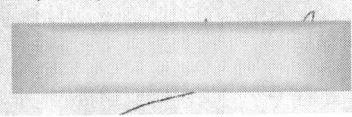

Anexo 13.M- Informe psicológico de instituto especializado

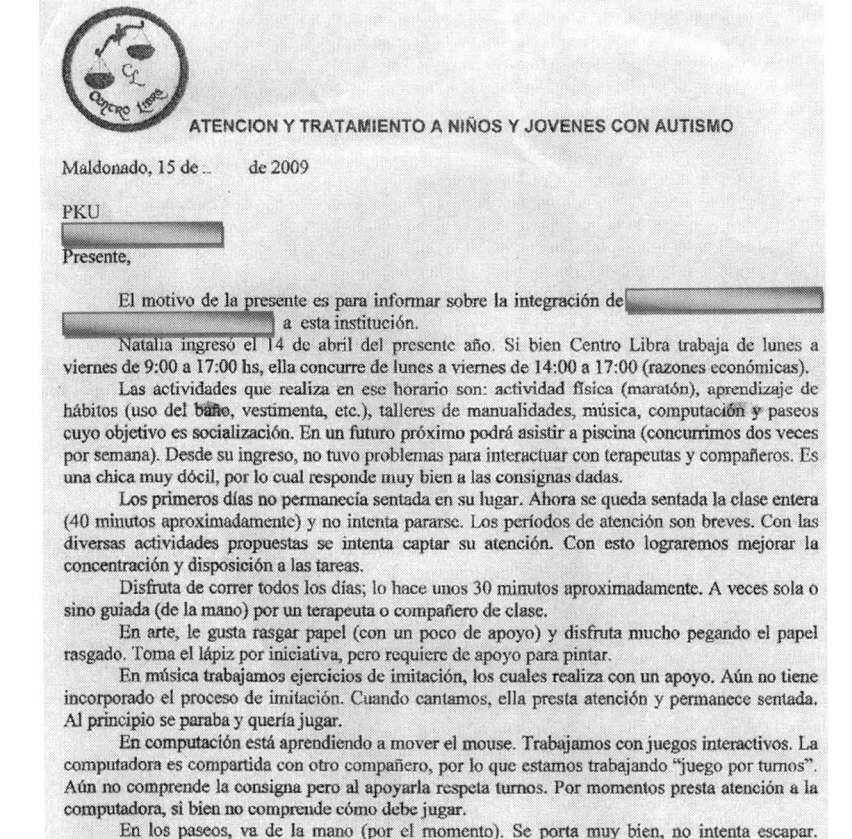

ATENCION Y TRATAMIENTO A NIÑOS Y JOVENES CON AUTISMO

Maldonado, 15 de ___ de 2009

PKU ▬▬▬▬▬

Presente,

El motivo de la presente es para informar sobre la integración de ▬▬▬▬▬ a esta institución.

Natalia ingresó el 14 de abril del presente año. Si bien Centro Libra trabaja de lunes a viernes de 9:00 a 17:00 hs, ella concurre de lunes a viernes de 14:00 a 17:00 (razones económicas).

Las actividades que realiza en ese horario son: actividad física (maratón), aprendizaje de hábitos (uso del baño, vestimenta, etc.), talleres de manualidades, música, computación y paseos cuyo objetivo es socialización. En un futuro próximo podrá asistir a piscina (concurrimos dos veces por semana). Desde su ingreso, no tuvo problemas para interactuar con terapeutas y compañeros. Es una chica muy dócil, por lo cual responde muy bien a las consignas dadas.

Los primeros días no permanecía sentada en su lugar. Ahora se queda sentada la clase entera (40 minutos aproximadamente) y no intenta pararse. Los períodos de atención son breves. Con las diversas actividades propuestas se intenta captar su atención. Con esto lograremos mejorar la concentración y disposición a las tareas.

Disfruta de correr todos los días; lo hace unos 30 minutos aproximadamente. A veces sola o sino guiada (de la mano) por un terapeuta o compañero de clase.

En arte, le gusta rasgar papel (con un poco de apoyo) y disfruta mucho pegando el papel rasgado. Toma el lápiz por iniciativa, pero requiere de apoyo para pintar.

En música trabajamos ejercicios de imitación, los cuales realiza con un apoyo. Aún no tiene incorporado el proceso de imitación. Cuando cantamos, ella presta atención y permanece sentada. Al principio se paraba y quería jugar.

En computación está aprendiendo a mover el mouse. Trabajamos con juegos interactivos. La computadora es compartida con otro compañero, por lo que estamos trabajando "juego por turnos". Aún no comprende la consigna pero al apoyarla respeta turnos. Por momentos presta atención a la computadora, si bien no comprende cómo debe jugar.

En los paseos, va de la mano (por el momento). Se porta muy bien, no intenta escapar. Acepta entrar a todos lados. No demuestra miedo por lugares nuevos.

En hábitos, trabajamos para que no se quite la ropa (lo hace jugando o por llamar la atención); que no se desate los championes ni se quite la gomita del cabello. Es bastante persistente pero de a poco va aprendiendo que no debe quitarse las cosas.

En resumen, podemos decir que Natalia se va adaptando e integrando bien a las diversas actividades propuestas. Consideramos que a pesar de la edad, hay expectativas de evolución.

Quedando a las órdenes por cualquier consulta.

Atte.

▬▬▬▬▬
Directora

Anexo 13.N- Relactador

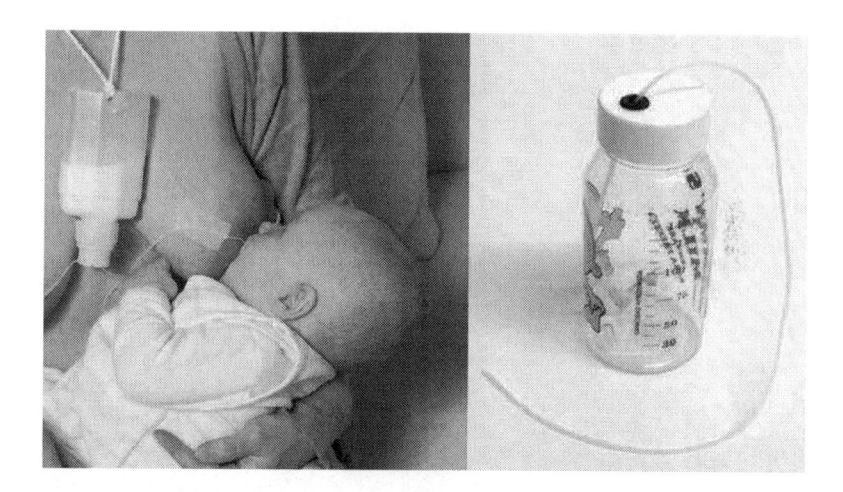

DRA. GABRIELA ELENA PARALLADA BEÑARÁN
Tel. (00598)23647336
Cel. 099 61 00 93
e-mail: gaparallada@adinet.com.uy

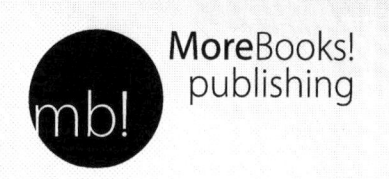

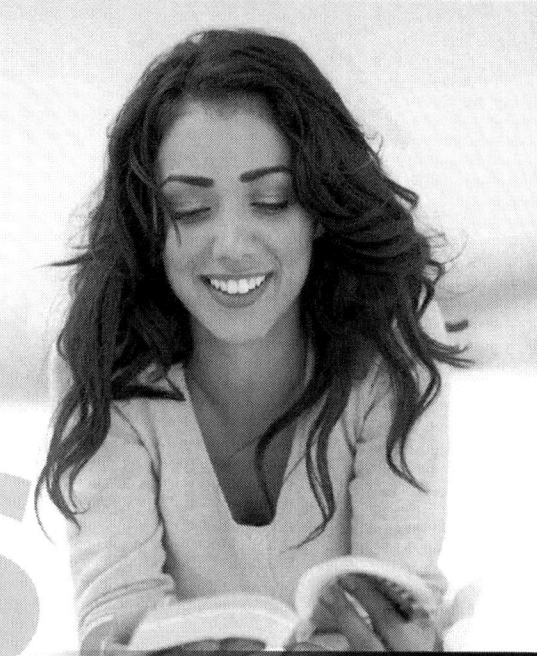

i want morebooks!

Buy your books fast and straightforward online - at one of world's fastest growing online book stores! Free-of-charge shipping and environmentally sound due to Print-on-Demand technologies.

Buy your books online at
www.get-morebooks.com

Compre sus libros rápido y directo en internet – en una de las librerías en línea con más crecimiento acelerado en el mundo! Envío sin cargo y producción que proteje el medio ambiente a través de las tecnologías de impresión bajo demanda.

Compre sus libros online en
www.morebooks.es

VDM Verlagsservicegesellschaft mbH
Dudweiler Landstr. 99
D - 66123 Saarbrücken

Telefon: +49 681 3720 174
Telefax: +49 681 3720 1749

info@vdm-vsg.de
www.vdm-vsg.de